Alimenta a tu familia
de forma saludable

Alimenta a tu familia de forma saludable

Carlota Máñez y Mónica Carreira

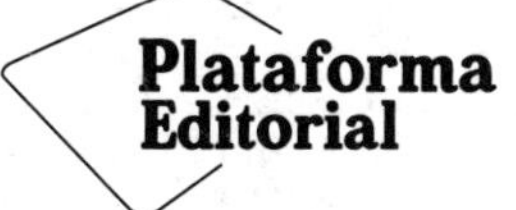

Primera edición en esta colección: septiembre de 2018

© Carlota Máñez y Mónica Carreira, 2018
© de la presente edición: Plataforma Editorial, 2018

Plataforma Editorial
c/ Muntaner, 269, entlo. 1ª – 08021 Barcelona
Tel.: (+34) 93 494 79 99 – Fax: (+34) 93 419 23 14
www.plataformaeditorial.com
info@plataformaeditorial.com

Depósito legal: B 21127-2018
ISBN: 978-84-17114-92-3
IBIC: VS

Printed in Spain – Impreso en España

Diseño y realización de cubierta:
Ariadna Oliver

Fotocomposición:
Grafime

El papel que se ha utilizado para imprimir este libro proviene
de explotaciones forestales controladas, donde se respetan
los valores ecológicos, sociales y el desarrollo sostenible del bosque.

Impresión:
Romanyà Valls
Capellades (Barcelona)

Índice

Índice

A Lucía, Olivia y Liam, porque a ellos queremos enseñarles a poner en práctica nuestros conocimientos sobre alimentación, y con ellos acabamos aprendiendo cada día un montón de cosas. Gracias

Somos mamás y también especialistas y divulgadoras en temas de nutrición y salud. Conocemos muy bien la teoría y hemos experimentado cómo resulta de difícil a veces llevarla a la práctica y cuántas veces sucede lo contrario: es más fácil de lo que parece y son los pequeños los que nos ayudan en la labor.

Nos apasiona la nutrición, que centra muchas de nuestras conversaciones, por eso no podíamos estar más entusiasmadas ante el proyecto de un libro que explicase de forma fácil y desde nuestras vivencias y conocimientos un tema que da tanto de sí como la alimentación infantil. Porque hay mucho escrito y cada vez se tiene acceso a más información y uno no sabe ya a qué hacerle caso, porque el tiempo, la paciencia y la energía a veces son las que son y no se puede estirar más del hilo… Por todo esto, aquí tenéis un repaso a cómo debería ser la alimentación de los pequeños desde que nacen hasta bien entrada la adolescencia. Cada etapa daría para un libro entero, es cierto, pero hemos procurado compilar en un solo tomo aquellas informaciones, recomendaciones e incluso trucos que nos permitirán sentar las bases de una buena alimentación en la infancia desde el disfrute, la lógica y el compartir para instaurar, en definitiva, las bases de una alimentación familiar de calidad que sea capaz de asentar las bases de unos futuros adultos sanos y comprometidos con su forma de alimentarse y de vivir.

Las opciones de alimentación hoy en día son muchas, pero en el libro hemos optado por centrarnos en la alimentación omnívora por ser la más común en nuestra sociedad. Acompañar a otros padres en el camino de la alimentación de sus hijos, desde que dejan de alimentarse exclusivamente con leche (materna o no) hasta que son pequeñas mujercitas y hombrecitos, es el reto que nos propusimos al empezar a escribir el libro y que esperamos haber conseguido. Porque como especialistas y madres tenemos mucho que explicar y proponer, sin imposiciones ni prohibiciones, desde el sentido común, la responsabilidad, el espíritu positivo y llamando a cada cosa por su nombre. Porque ahora es cuando se necesitan consejos útiles, propuestas prácticas y mucho amor. Para disfrutar alimentándolos y viéndolos crecer sanos.

PARTE I
De bebé a adolescente

1.
Primero, leche

La alimentación del bebé ya es una preocupación de las futuras mamás antes de que nazca. Desde el momento en que planeamos un embarazo a muchas nos asaltan un sinfín de dudas: ¿hay algún alimento que pueda ayudarme a quedarme embarazada?, ¿podré seguir comiendo igual?, ¿tengo que comer mucho más?, ¿debo vigilar los nutrientes que contribuirán a su buen desarrollo?, ¿hay algo que deba evitar para no tener problemas?…

De repente, tenemos muchas inquietudes y queremos hacerlo tan bien que a veces perdemos de vista el norte. Por eso, uno de los objetivos de estas páginas es centrar las cuestiones importantes y darles respuesta, desde la tranquilidad y la visión práctica, sin obsesiones, mitos o sobreinformación. Lo principal, como veremos, es el sentido común, para vigilar las toxiinfecciones, llevar un buen control y seguir una dieta saludable.

EN EL EMBARAZO YA LE APORTAS MUCHO

Las futuras mamás somos las que establecemos, con nuestra propia composición corporal y estado nutricional, el ambiente en el que se desarrollará el feto, además de ser quienes le proporcionamos directamente la alimentación que marcará la evolución del bebé. Y este ambiente es importante, ya que, junto con la dotación genética que le haya «tocado» a cada uno al ser concebido, marcará en gran medida cómo se comportará desde el punto de vista metabólico ese ser humano en el futuro. Además, la alimentación de la mamá también influye en el correcto desarrollo de la estructura cerebral que influirá en su intelecto. Por eso nos parece importante empezar el libro subrayando que también es conveniente prestar atención a lo que comemos en esta etapa.

¿Y qué significa nutrirse bien en el embarazo?

Nutrirse bien significa, ni más ni menos, que hemos de aportar al organismo las sustancias (proteínas, hidratos de carbono, grasas, vitaminas minerales y oligoelementos) que necesita para funcionar correctamente. Durante el embarazo, esta cuestión adquiere más importancia porque el feto recibe todos los nutrientes a través nuestro; vive, respira y come a través de la mamá.

Como ejemplo, cabe destacar que algunos estudios han probado que las mujeres que durante el embarazo siguen una alimentación basada en verduras, frutas, cereales integrales, legumbres, aceite de oliva y pescado podrían ayudar a evitar el asma y las alergias en sus hijos. Este en concreto se llevó a cabo por investigadores de la Universidad de Creta (Grecia) y fue publicado en la revista *Thorax*. Otros (como el de un equipo del Hospital de la Universidad de Turku, en Finlandia, publicado en *Acta Pediátrica*), por su parte, han demostrado que abusar de ciertas sustancias, como el alcohol o el tabaco, puede alterar la estructura cerebral del bebé, con repercusiones hasta la adolescencia. Estos dos ejemplos nos sirven para ilustrar que, en efecto, lo que comemos durante el embarazo influye.

Además, si la alimentación de la madre es saludable, completa y equilibrada, ayudamos a prevenir carencias que pueden terminar provocando cansancio y otros síntomas que se traducirán también en los valores de los análisis clínicos periódicos que se realizan durante el embarazo, dando lugar, por ejemplo, a anemia. Por otro lado, si los hábitos alimenticios no son saludables, es un buen momento para empezar a comer correctamente, pues de esta manera podremos transmitir la importancia de la nutrición a nuestros hijos desde el principio.

NUTRIENTES CLAVE

A grandes rasgos, se puede decir que la alimentación en el embarazo debe ser completa, ordenada y variada. Si se sigue una dieta omnívora, la más habitual en nuestra población, lo ideal es basarla en verduras, frutas, legumbres, cereales (pan, pasta, arroz…) en lo posible integrales, pescado, carnes blancas y lácteos. Es importante evitar el consumo de alimentos procesados, bollerías, bebidas azucaradas, etcétera, ya que en muchos casos aportan gran cantidad de calorías y son de escaso valor nutritivo, así como reducir tanto como se pueda las grasas animales contenidas en margarinas, embutidos… Por tanto, más que vigilar nutrientes concretos, se trata de seguir una dieta saludable y de considerar que es un buen momento para empezar a instaurar hábitos de alimentación saludables que nos acompañen en el futuro.

- **Proteínas:** representan el material de construcción, reparación y mantenimiento de nuestro cuerpo. Entre los productos de origen animal, los huevos, los lácteos, los pescados y las carnes contienen las proteínas de mejor calidad porque poseen todos los aminoácidos esenciales. Sin embargo, hay que limitar el consumo de pescados grandes, como el atún y el pez espada, ya que son los que contienen más mercurio, peligroso para el desarrollo del feto, así como evitar las carnes grasas por su elevado aporte de grasas saturadas. Entre los vegetales, destacan las legumbres, los frutos secos y los cereales. Sin embargo, bien combinados (cereales y legumbres en una misma comida), su contenido en aminoácidos es nutritivamente suficiente y correcto.

- **Hidratos de carbono:** nuestro cerebro en plena acción, el corazón latiendo y los músculos en movimiento obtienen la energía de los hidratos de carbono, un combustible de fácil obtención, elevado rendimiento y muy equilibrado. Hay dos tipos de hidratos de carbono: los simples, como el azúcar refinado y las frutas, de asimilación rápida, y los complejos, como los cereales (pan, pasta…), las legumbres o las patatas, de asimilación lenta. Estos últimos deben constituir la base del aporte energético, lo que implica priorizarlos y limitar, en cambio, el azúcar, la bollería, los dulces… Las frutas, si bien contienen azúcares simples, no deben limitarse sino al contrario: consumirse a razón de tres piezas diarias, pues nos aportan vitaminas, fibra y otros nutrientes muy importantes.

- **Grasas:** las grasas se almacenan en el tejido adiposo, que representa nuestra reserva energética más importante, a la vez que sirve de almohadilla corporal para proteger los músculos, el esqueleto y los órganos vitales. Además de su función como combustible, las grasas también desempeñan funciones de gran importancia celular, de ahí que no deban eliminarse nunca de la dieta, y menos ahora. De lo que se trata, eso sí, es de escoger las grasas más saludables (aceite de oliva, pescado azul, frutos secos, aguacate…) y de evitar las menos saludables (bollería industrial, embutidos, carne grasa, quesos curados, natas…). La grasa de elección debería ser el aceite de oliva virgen extra.

- **Vitaminas y minerales:** El aporte de hierro y de ácido fólico se recomienda especialmente en el embarazo. De hecho, la Organización Mundial de la Salud (OMS) hace recomendaciones específicas sobre ambos, ya que su carencia puede afectar negativamente a la salud de la mamá, a la gestación y al desarrollo del feto.

  - *Hierro*: se estima que más de 40 % de las embarazadas del mundo sufren anemia. Al menos la mitad de esta carga de anemia se atribuye en principio a la carencia de hierro. Es uno de los elementos necesarios para la formación de hemoglobina, el pigmento que da color a los glóbulos rojos. Además, fortalece el sistema inmunológico, transporta el oxígeno de la sangre por todo el cuerpo, estimula los procesos vitales de las células y forma parte de la reserva energética del organismo. Durante el embarazo, el futuro bebé absorbe una tercera parte del hierro para la formación de la sangre y para crear reservas después de nacer, almacenándolo en el hígado. Por eso es tan importante consumirlo en las cantidades necesarias, y a muchas mamás se les prescriben suplementos de este mineral. Carne y pescado son fuentes de hierro hemo, el que se absorbe en mayor cantidad. El de las legumbres, los frutos secos, el huevo o las espinacas se absorbe menos, por lo que se aconseja consumir estos alimentos junto con otros ricos en vitamina C, que ayuda a que se asimile mejor: legumbres aliñadas con zumo de limón, tortilla con ensalada de tomate, yogur con mandarina y almendras…

— *Ácido fólico o vitamina B9*: es necesario para la formación de los glóbulos rojos (recuerda que hay mucha demanda en el embarazo) y para el desarrollo del sistema nervioso del futuro bebé. Se ha demostrado que la toma de ácido fólico durante el primer trimestre y tres meses antes de la concepción puede prevenir una enfermedad congénita llamada espina bífida. Las mejores fuentes son las verduras de hoja verde (brócoli, espinacas, acelgas…), el germen de trigo, los frutos secos, los huevos, los plátanos, los cereales integrales y las patatas.

Recomendaciones de la OMS

Para prevenir la anemia materna, la sepsis puerperal, el bajo peso al nacer y el nacimiento prematuro se recomienda que las embarazadas tomen un suplemento diario por vía oral de hierro y ácido fólico con entre 30 y 60 mg de hierro elemental y 400 µg (0,4 mg) de ácido fólico. A partir de estas recomendaciones de la OMS, en España es el médico quien decide a quién y cómo suplementar.

- **Otros:** También nos parece importante mencionar:
  - *Calcio*: durante el embarazo, el feto empieza a aprovisionarse de calcio para la formación de sus huesos entre la cuarta y la sexta semana de gestación. Es, por tanto, sumamente importante que no te descalcifiques durante este periodo. Para ello se aconseja un aporte de 1.200 mg al día de este mineral, lo que equivale a tomar, por ejemplo, dos vasos de leche, dos yogures y una porción de queso semicurado. Aunque la leche y derivados son las mejores fuentes de calcio por su alta biodisponibilidad, también se encuentra en avellanas, semillas de sésamo, almendras… Es importante destacar que en nuestro país no se observa un bajo consumo de calcio y, pese a ello, sí existen altos problemas de descalcificación (que pueden degenerar en osteoporosis) incluso en edades tempranas, por lo que se contempla que pueda ser causada por una deficiencia de vitamina D (la que ayuda a fijar el calcio en los huesos) o por interacciones con otros alimentos. Encontramos vitami-

na D en el pescado azul, los lácteos o el huevo. Hay que recordar que los rayos solares son esenciales para que el organismo pueda producir la vitamina D y por ello se aconseja tomar quince o veinte minutos de sol al día para asegurarse su aporte. Teniendo en cuenta las interacciones, es importante que evites los llamados «ladrones del calcio», ciertos alimentos que favorecen su eliminación. Es el caso del consumo excesivo de proteínas, alimentos muy salados, azúcares, café, tabaco y alcohol.

— *Yodo*: su déficit produce malformaciones en el feto y un mayor número de abortos, así como más mortalidad perinatal, cretinismo neurológico o deficiencia mental. El ajo, la remolacha, las acelgas, el champiñón, la judía verde, la soja, las habas, las moras, la piña, la leche, las algas, los moluscos y los crustáceos y el huevo lo contienen. Aunque la mejor solución es la utilización de sal yodada para cocinar, si bien no debe abusarse de ella y ha de tenerse en cuenta que pierde propiedades en la fritura y la cocción.

— *Vitamina B12 o cobalamina*: su carencia afecta sobre todo si se sigue una dieta vegetariana u ovolactovegetariana, pues se encuentra en los alimentos de origen animal. Durante el embarazo se aconseja aumentar un 35 % su aporte, ya que su falta puede causar anemia perniciosa. El hígado, el queso, las almejas, los huevos y el pescado son buenas fuentes, así como las algas o la levadura de cerveza. En caso de dieta vegetariana, sea del tipo que sea, siempre debe suplementarse.

OTRAS RECOMENDACIONES

No te olvides de beber… ¡agua!

Un adecuado consumo de agua durante el embarazo es esencial tanto para la madre como para el feto. El agua ayuda a prevenir el estreñimiento, infecciones urinarias y de vejiga y es esencial para restablecer la constante pérdida de líquido amniótico. El agua también es esencial para una buena producción de leche materna. Bebe a lo largo del día en función de la sed que tengas.

Más fibra

La fibra es la parte no digerible de los vegetales, no aporta energía y tiene diversas acciones en el organismo, entre las que destaca la estimulación del ritmo intestinal, algo especialmente importante en el embarazo, ya que ayuda a evitar el estreñimiento. Todos los vegetales proporcionan cierta cantidad de fibra, pero hay algunos cuyo aporte es mayor y que nos ayudan a cubrir los treinta gramos diarios recomendados. El arroz integral, el salvado, el kiwi, las ciruelas secas y las lentejas son algunos de los alimentos que la contienen en mayor proporción.

¿Cuánto comer?

En tiempos de nuestras abuelas se decía que en el embarazo había que «comer por dos», hasta que la medicina actual desmintió este concepto erróneo. La máxima no es comer por dos, sino «para dos». Aunque han de tenerse en cuenta las características particulares de cada mujer, el incremento calórico se sitúa entre unas cincuenta y unas ciento cincuenta calorías el primer trimestre y entre unas doscientas y unas trescientas cincuenta calorías el segundo y tercero, un aumento que debe proceder de alimentos con alta densidad en nutrientes. Por tanto, también es erróneo el camino que han tomado muchas mujeres: comer siempre menos de lo necesario por miedo al sobrepeso. La cuestión es más sencilla de lo que parece: si comes de forma correcta y equilibrada, ganarás solamente el peso necesario, que se estima en un kilo al mes. En este sentido, la embarazada de un solo feto podría ganar entre diez y once kilos en los nueve meses de gestación. Si se parte de un peso inferior al adecuado, el aumento podría ser de entre once y trece kilos. Y si, en cambio, se parte de un peso por encima del adecuado, sería menos. Aunque en general es normal tener más apetito debido a las nuevas necesidades nutritivas del embarazo, si escogemos los productos adecuados y realizamos cinco o seis tomas pequeñas a lo largo del día en lugar de tres mayores, conseguiremos evitar un aumento drástico de peso.

- Ni mucho…
  Numerosos estudios han encontrado relación entre la dieta que sigue la madre durante el embarazo y diferentes parámetros de la composición corporal del feto y el futuro niño. Una de estas últimas investigaciones, publicada en el *British Journal of Obstetrics and Gynaecology*, da a conocer que en modelos animales la ingesta diaria de alimentos de alto índice glicémico, como *snacks* dulces, pan blanco y chocola-

te, durante los últimos meses de gestación puede dar lugar a un aumento de las probabilidades de que el bebé tenga más peso del deseado y pueda sufrir obesidad en el futuro.

Durante el tercer trimestre de embarazo, comer con frecuencia o picar alimentos ricos en azúcares de los que se digieren y asimilan con rapidez puede dar lugar a una descendencia con más peso al nacer del que debería y con unos parámetros de crecimiento, en los primeros meses de vida, más rápidos que los normales.

- Ni poco…
Según los estudios científicos, seguir dietas restrictivas puede producir una falta de nutrientes que genera una interferencia con la formación de las células del cerebro en los bebés por nacer. Así pues, las mujeres embarazadas que hacen dieta durante el embarazo ponen a sus bebés en riesgo de tener un bajo coeficiente intelectual y problemas de comportamiento. Un nuevo estudio encontró que la reducción de los nutrientes vitales y las calorías en la primera mitad del embarazo impide el desarrollo normal del cerebro de un niño no nacido. Aunque el estudio se llevó a cabo en animales, los investigadores dicen que los resultados son muy probables también para las mujeres y ponen de relieve el peligro que representa para los bebés que sus madres no coman de forma saludable.

¿Suplementos en el embarazo?

Uno de los nutrientes imprescindibles en esta etapa de la vida, como hemos visto antes, es el ácido fólico. Una vitamina del grupo B que ayuda a reducir el riesgo de malformaciones congénitas en el bebé, sobre todo de espina bífida, si se toma desde tres meses antes y durante las primeras semanas del embarazo. A pesar de que puede encontrarse de forma natural (folato) en diversos alimentos, como en los vegetales de hoja verde o en los cereales integrales, no suele obtenerse la cantidad que necesita la madre para su bebé. Así, todas las mujeres embarazadas deben tomar un preparado que contenga 400 mg de ácido fólico en su forma sintética. El yodo también es un mineral imprescindible para el desarrollo fetal, por lo que también debería tomarse desde que se planea el embarazo. Igualmente, los complejos multivitamínicos que los contengan, junto con otras vitaminas y minerales, como hierro, zinc, vitamina A, vitamina D y calcio, pueden ser recomendados durante el embarazo. En ambos casos, en España es el médico el que decide a quién y cómo suplementar, si bien la OMS, como hemos dicho antes, aconseja hacerlo en ambos casos.

Tóxicos en el embarazo

Un estudio publicado en *Pediatrics* muestra que los fetos de madres que consumen cocaína, alcohol o tabaco durante el embarazo pueden sufrir cambios en su estructura cerebral que persisten hasta principios de la adolescencia. De hecho, los investigadores que llevaron a cabo el estudio encontraron que cuantas más eran las sustancias a las que estaba expuesto el feto, mayor era la reducción en el volumen del cerebro. Los investigadores utilizaron resonancia magnética para estudiar los cerebros de treinta y cinco niños con una media de edad de doce años que estuvieron expuestos a esas sustancias mientras estaban en el útero materno.

Evita toxiinfecciones

Todos, en cualquier momento, somos vulnerables a las enfermedades transmitidas por los alimentos, pero las mujeres embarazadas y el feto lo son especialmente, sobre todo a las de origen químico y microbiológico. Durante el embarazo se producen cambios hormonales del sistema inmunológico materno (el sistema inmunológico de la mujer se ve suprimido para que el bebé pueda desarrollarse) y como consecuencia aumenta el riesgo de desarrollar infecciones. Las enfermedades infecciosas durante el primer trimestre del embarazo son las más preocupantes (debido a la formación y el desarrollo de los órganos del feto) y hay que tener especial cuidado, ya que es muy probable que la futura mamá no tenga síntomas o sean muy leves, pero que estos sí puedan afectar al feto, desde malformaciones, problemas neuronales o fallecimiento. En el segundo y tercer trimestre, los síntomas son más palpables, puesto que el feto suele moverse habitualmente. Sin embargo, no se debe bajar la guardia en el segundo y tercer trimestre, pues los riesgos aún están presentes.

Para prevenir dichas intoxicaciones son necesarias medidas higiénicas, evitar ciertos alimentos y moderar la frecuencia de consumo de otros.

Según el *Informe de las zoonosis transmitidas por los alimentos y de la resistencia antimicrobiana en Cataluña*

2008-2010 (ACSA, 2010), los principales microorganismos patógenos de mayor riesgo son: *Listeria, Salmonella, Toxoplasma, Campylobacter* y *E. coli*. El estudio de contaminantes químicos en la dieta (ACSA, 2000-2010) muestra que el metilmercurio es el de mayor riesgo.

En general, las medidas que conviene tomar son:

- No comer ningún alimento crudo de origen animal, como huevos, marisco, pescado (*sushi*, ceviche) y carne (*carpaccio*), ni ahumados (salmón, caballa). Evitar embutidos no cocidos.
- No comer queso fresco o de pasta blanda (feta, camembert, mascarpone, *brie*, requesón, queso de Burgos) si la etiqueta especifica que han sido elaborados con leche cruda. Siempre deben ser pasteurizados.
- Evitar patés refrigerados que no han sido pasteurizados.
- Deben cocinarse suficientemente los alimentos, sobre todo la carne, el pollo, los huevos y el pescado, sin que queden partes crudas en su interior.
- Lavar muy bien las frutas, las legumbres y las plantas aromáticas antes de consumirlas.
- Es importante preparar la comida con la mínima antelación posible; si no se puede, debe conservarse en el refrigerador.
- No comer «restos» de comidas, pues cuantas más horas pasen desde su cocinado o preparación, mayor riesgo de crecimiento bacteriano, incluso en el refrigerador.

LACTANCIA MATERNA Y ARTIFICIAL

La leche materna es un bien muy valioso, puesto que contiene todo lo que el bebé necesita: grasa, lactosa, vitaminas, hierro, minerales, agua, factores de crecimiento, proteínas…, todos ellos esenciales para su desarrollo durante los primeros meses de vida, y sigue cubriendo la mitad o más de las necesidades nutricionales del bebé durante el segundo semestre de vida y hasta un tercio durante el segundo año.

Además de estas sustancias, a través de la leche materna también pasan anticuerpos de la madre, por lo que los previene de muchas infecciones.

Por eso, desde la OMS el mensaje es claro: «La lactancia natural es una forma sin parangón de proporcionar un alimento ideal para el crecimiento y el desarrollo sanos de los lactantes; también es parte integrante del proceso reproductivo, con repercusiones importantes en la salud de las madres. El examen de los datos científicos ha revelado que, en la población, la lactancia materna exclusiva durante seis meses es la forma de alimentación óptima para los lactantes. Posteriormente deben empezar a recibir alimentos complementarios, pero sin abandonar la lactancia materna hasta los dos años o más».

Pero no solo la OMS hace esta recomendación, la Comisión Europea dice que «el amamantamiento es la forma natural de alimentación de los lactantes y los niños pequeños» y la Asociación Española de Pediatría de Atención Primaria nos dice que «la leche humana es el alimento de elección durante los seis meses de vida para todos los niños», así como la Asociación Española de Pediatría, para quienes «la lactancia materna es considerada el método de referencia para la alimentación y la crianza del lactante y del niño pequeño».

Sin embargo, a pesar de los numerosos estudios que demuestran los muchos beneficios de la leche materna y que la sitúan como el «mejor seguro de vida» para los niños menores de seis meses, la realidad es que los bebés en esta etapa que son alimentados exclusivamente con leche materna no llegan al 40 % según la OMS, y tan solo la mitad se alimenta con leche materna de forma exclusiva. Las causas hay que buscarlas en una escasa conciencia social y laboral, que provoca que las mujeres muchas veces no encuentren la protección necesaria para llevarla a cabo. Y es que si la baja laboral en España solo dura cuatro meses, parece complicado seguir los consejos de los pediatras y del propio organismo internacional, pues obliga a hacer auténticos sacrificios si quieren mantener la lactancia hasta los seis meses.

Para facilitar que las madres que lo deseen puedan amamantar todo el tiempo que quieran a sus bebés, los pediatras abogan por aumentar la conciencia social sobre el tema, mejorar la asistencia sanitaria a las madres lactantes y, sobre todo, promover leyes que protejan de forma efectiva la maternidad.

Con todo lo dicho, aunque hay un consenso más que evidente en torno a este tema y a los beneficios que proporciona a madre e hijo, otra cosa es que algunas mujeres no quieran o, como vemos, no puedan amamantar a sus bebés, lo que resulta (y debería ser para todos) absolutamente respetable. Lo que es de verdad importante, desde nuestro punto de vista, es que no lo hagan por no tener información suficiente o haber recibido el consejo equivocado, manipulado o incorrecto o por no recibir apoyo de los suyos (pareja, círculo de amistades, entorno laboral…). Dar o no el pecho no convierte a una mujer en mejor o peor madre, aunque a veces se emitan juicios y opiniones que hacen un flaco favor a las mujeres.

Además, tal como pone sobre la mesa un reciente estudio realizado por la UNED y publicado en *Social and Science Medicine*, cuando la lactancia materna no es una opción, ya sea por razones fisiológicas o prácticas, la presión social en ocasiones puede tener consecuencias para las madres en forma de culpa o ansiedad, lo que a su vez es perjudicial para el bienestar de su hijo. Los autores del estudio son claros: «Estas madres (y padres) deben saber que la evidencia más reciente y metodológicamente más rigurosa sugiere que son ellas y su implicación en la crianza, más que su leche, las que tienen un impacto positivo y duradero en el bienestar de sus hijos». Lo compartimos y por eso estas líneas son para ti.

Para que las madres puedan iniciar y mantener la lactancia materna exclusiva durante seis meses, tanto la OMS como Unicef recomiendan:

- Que la lactancia se inicie en la primera hora de vida.
- Que el lactante solo reciba leche materna, sin ningún otro alimento ni bebida, ni siquiera agua. Si el bebé tiene menos de seis meses y toma el pecho «a demanda», es decir, siempre que lo solicita, no necesita ningún otro líquido:

ni agua ni infusiones, ni siquiera en los meses de mucho calor. Si el bebé tiene más de seis meses y ya come otros alimentos después de las tomas de pecho, de vez en cuando se le puede ofrecer agua. Si se le ofrece el pecho antes de las papillas o purés (como se recomienda durante el primer año), probablemente no necesitará agua y no la querrá.

- Que la lactancia se haga a demanda, es decir, con la frecuencia que quiera el niño, tanto de día como de noche, y que no se utilicen biberones, tetinas ni chupetes. Ya a partir de los seis meses casi cualquier bebé es capaz de beber de un vaso o una tacita.

Beneficios para madre e hijo

La lactancia materna es beneficiosa, no hay duda, y darle el pecho a tu bebé es una de las experiencias más gratificantes que existen, hablamos por experiencia las dos. El vínculo que se establece entre ambos durante los minutos que dura el amamantamiento, aunque pueda sonar a tópico, es muy especial. Dar de mamar, sin embargo, puede no resultar fácil al principio. Además, tanto el bebé como tú necesitáis varios días de adaptación: la madre necesita reponerse del parto y el bebé también. Así que las primeras jornadas es importante que descanses, bebas muchos líquidos y des de mamar a demanda. Piensa que el bebé comía cada vez que le apetecía mientras estaba en tu vientre y le llevará un tiempo acostumbrarse a comer cada tres o cuatro horas.

VENTAJAS DE LA LACTANCIA NATURAL

Para tu hijo:

- Nutritiva: la leche materna contiene agua, proteínas (entre ellas, la inmunoglobulina, que estimula las defensas), azúcares, grasas, vitaminas y sales minerales. Se trata, por tanto, de un saludable cóctel de nutrientes para tu bebé.
- Saludable: debido a los anticuerpos que proporciona, el bebé tiene menos probabilidades de padecer infecciones de oído, respiratorias (como neumonía y bronquiolitis), meningitis, infecciones de las vías urinarias, vómitos y diarrea. Además, los estudios sugieren que los bebés amamantados podrían tener menos probabilidades de morir a causa del síndrome de muerte súbita. También tienen un mejor desarrollo dental, con menos problemas de ortodoncia y caries.
- Digestiva: la leche materna es fácil de digerir para el bebé y esto hace que le produzca menos gases y sienta menos malestar. También reduce el riesgo de que sufra alergias, diabetes, enfermedad celiaca, enfermedad inflamatoria intestinal, obesidad, hipertensión o cifras altas de colesterol.
- Beneficios futuros: se ha comprobado que las personas que han sido amamantadas tienen menos probabilidades de desarrollar linfomas, algunos tipos de cáncer y determinadas enfermedades.
- Potencia el desarrollo intelectual, ya que en la leche materna hay componentes fundamentales para el desarrollo cerebral.
- Amamantar proporciona contacto físico a los bebés, lo que los ayuda a sentirse más seguros, cálidos y consolados.

Para ti:

- Recuperación más rápida: dar el pecho ayuda a que el útero se contraiga más rápidamente, lo que reduce las pérdidas de sangre. Por tanto, previene las hemorragias posparto y disminuye la probabilidad de anemia.

- Recuperar el peso: las madres lactantes queman más calorías (500 diarias) que las demás mujeres, por lo que tienden a recuperar el peso que tenían antes del embarazo con mayor rapidez.
- Saludable: se ha comprobado cómo las mujeres que amamantan a sus hijos presentan una menor incidencia de cáncer de mama (especialmente aquellas que están a punto de llegar a la menopausia), ovario y útero, así como de osteoporosis (las mujeres que no han dado el pecho tienen cuatro veces más probabilidades de sufrir esta enfermedad).
- Cómoda: para alimentar a tu hijo solo necesitas estar tú. No tendrás que trajinar con biberones, esterilizadores, cacitos de leche artificial...
- Barata: es obvio que la leche materna es mucho más barata que las leches artificiales. Supone un ahorro en fórmulas artificiales, biberones y otros utensilios utilizados en la preparación de fórmulas.
- Gratificante: amamantar al bebé es una oportunidad maravillosa de continuar ese vínculo que se creó entre los dos durante el embarazo. Produce bienestar emocional y proporciona una oportunidad única de vínculo afectivo madre-hijo.
- Relajante: cuando la lactancia está establecida y se amamanta sin problemas, la mujer tiene mayores niveles de prolactina (una hormona relajante) y de oxitocina (una hormona afiliativa), con lo que se siente mejor anímicamente.

Para la sociedad:
- Al reducir la incidencia de infecciones y su gravedad, la lactancia materna reduce los gastos médicos y los problemas laborales y familiares derivados.
- Es un recurso natural que no contamina y protege al medioambiente, ya que no produce residuos ni necesita envases ni tratamientos especiales que requieran gasto energético en su elaboración ni emisiones de CO_2.

CÓMO ALIMENTARTE SI DAS EL PECHO

Durante unos meses, la mamá será la única y exclusiva proveedora de alimento del niño, por eso es importante que se alimente adecuadamente. Además, sus reservas nutricionales pueden estar más o menos agotadas como resultado del embarazo y la pérdida de sangre durante el parto. Mientras se amamanta, una tiene que alimentarse de forma saludable y equilibrada para conseguir un buen estado nutricional durante la lactancia. Esta plantea necesidades nutricionales especiales, principalmente debido a la pérdida de nutrientes a través de la leche materna. Y es que los nutrientes presentes en la leche proceden de la dieta de la madre o de sus reservas de nutrientes.

La leche materna tiene una composición bastante constante y la dieta de la madre solo afecta a algunos nutrientes. El contenido de grasa de la leche materna varía con la dieta, pero el de los hidratos de carbono, proteína, calcio y hierro no cambia mucho incluso si la madre ingiere poca cantidad de estos en su dieta. Sin embargo, si la dieta de una madre es deficiente en vitaminas hidrosolubles y vitaminas A y D, su leche contiene menos cantidades de estos nutrientes. En cada visita posnatal, tanto la madre como el niño deben ser examinados y se debe proporcionar asesoramiento sobre la alimentación saludable. Durante la lactancia se debe evitar una dieta que aporte menos de mil ochocientas kilocalorías al día. Pero no pretendemos que te pongas a contar calorías, sino que es un dato que sirve para explicar que de lo que se trata es de aumentar un poco las raciones, añadir unos frutos secos a nuestro plan de alimentación diario, enriquecer algún plato… Usar el sentido común, y disfrutar del placer de dar el pecho y alimentarse saludablemente.

Con la lactancia puedes llegar a consumir hasta unas quinientas calorías al día. Por el niño no debes preocuparte, ya que a través de la leche ya toma lo que necesita, pero puede que lo haga a costa de tus propias reservas, y es por ello por lo que es importante que sigas una dieta equilibrada que conste de cinco comidas al día en lugar de tres, eso sí, menos copiosas.

Asegúrate una dieta completa y equilibrada, con un buen aporte de calcio (leche y derivados u otras alternativas que encontrarás en próximos capítulos) y hierro (carne, pescados, legumbres, huevo…). Además, bebe agua en abundancia (dos o tres litros al día) y ten siempre a mano un vaso al lado cuando des de mamar, pues puede que, como a nosotras, te entre una sed terrible cada vez. No siempre pasa, así que si no es tu caso, no bebas por obligación.

Se aconseja, en cambio, el consumo de sal yodada porque las necesidades de yodo en la mujer lactante son casi el doble de las de un adulto sano, ya que, además de cubrir sus propias necesidades, tiene que garantizar que el bebé reciba todos los nutrientes que necesita, incluido el yodo, a través de la leche. Las necesidades de yodo en la mujer lactante se estiman entre 250 y 300 µg al día. La sal de mesa yodada aporta tan solo la mitad de las necesidades durante este periodo. Por eso se aconseja el suplemento de yodo para garantizar el aporte adecuado al hijo, cuya única fuente de yodo es la leche materna.

En cuanto al consumo de bebidas excitantes o estimulantes: café, té o refrescos con cafeína, se aconseja moderar su consumo y que cada mujer valore cómo responde su hijo al consumo de estos, pues hay unos más sensibles que otros y no a todos les afecta por igual. En caso de consumir dosis superiores a trescientos miligramos diarios de cafeína, se ha visto que pueden darse situaciones de irritabilidad, insomnio o temblores en el niño.

En cuanto al pescado, las recomendaciones son las mismas que para la población adulta en general, y la Autoridad Europea de Seguridad Alimentaria (EFSA) aconseja en este punto no excederse de las tres o cuatro raciones semanales de pescado (sobre todo las especies más contaminadas: pez espada, atún rojo, tiburón y lucio) para no ingerir demasiado mercurio.

TABACO Y ALCOHOL EN LA LACTANCIA

Está comprobado que la nicotina pasa a la leche materna, pero no en niveles que puedan ser tóxicos para el bebé. Por el efecto estimulante de la nicotina, los hijos de madres fumadoras pueden tener dificultades para conciliar el sueño, por lo que si la madre fuma, debe evitar hacerlo en las horas que preceden a la hora habitual de su siesta o la de su sueño nocturno. Pero lo más perjudicial es el humo que respira el lactante, que le ocasiona mayor predisposición a sufrir el síndrome de muerte súbita del lactante (SIDS) y a padecer infecciones respiratorias, asma y otitis. Si bien lo mejor es no fumar, aun fumando mucho, es preferible dar el pecho, ya que la leche materna protege de las infecciones al lactante y contrarresta en parte los efectos perjudiciales del humo del tabaco. Aunque no está del todo comprobado, se cree que la nicotina en exceso puede inhibir la producción de leche.

El alcohol consumido pasa rápidamente a la leche materna en un nivel igual o superior al de la sangre materna, pero también los niveles descienden rápidamente, ya que el alcohol no se acumula en la glándula mamaria. Algunos estudios muestran que el alcohol inhibe la secreción de prolactina (hormona que interviene en la producción de leche) durante unas dos horas. Aun así, como muchas madres, ya sea en festividades o en momentos puntuales, desean tomar alguna copa de alcohol, vamos a intentar resolver las dudas habituales según las posturas oficiales, aunque os recordamos que el alcohol es malo para la salud, siempre y para todo el mundo. Dicho esto, los efectos del alcohol sobre el niño amamantado están directamente relacionados con la cantidad de alcohol que consume la madre. El consumo habitual de alcohol durante la lactancia perjudica el desarrollo psicomotor del bebé, provoca escaso aumento de peso y sedación. Una cantidad de pequeña a moderada de alcohol no ha mostrado efectos nocivos en el niño. Una dosis de alcohol mayor de 0,5 g/kg (200 ml de vino, 500 ml de cerveza o 60 ml de licor) puede producir sedación y disminución de la producción de leche. En todo caso, si se ha consumido algo de alcohol, conviene esperar para amamantar al bebé. El tiempo necesario para que el alcohol desaparezca de la sangre y de la leche dependerá del peso de la madre (cuanto menos pese, más habrá que esperar) y de la cantidad de alcohol (cuanta más cantidad, más habrá que esperar). En todo caso, se pueden consultar los tiempos y las cantidades en diferentes webs de lactancia, si bien esperar unas dos horas y media o tres es aconsejable. Y como consejo: evita beber alcohol los primeros tres meses u optar por cerveza sin alcohol, que es segura en estos meses. El consumo de alcohol, ni siquiera moderado, nunca se puede recomendar. Y hay que desterrar el mito popular de que un vaso de cerveza al día aumenta la producción de leche, puesto que no hay ninguna evidencia científica que lo apoye.

CUESTIONES PRÁCTICAS
Conservación de la leche materna
En ocasiones la mamá tiene la necesidad de preservar la leche para dársela más adelante al bebé, probablemente el principal motivo sea la incorporación de la madre a la vida laboral, pero en ocasiones es porque el bebé no vacía bien el pecho o porque le es muy dificultoso, por ejemplo, si es prematuro.

- *Higiene*
  Lo primero que conviene hacer para conservar la leche materna en buenas condiciones para su posterior uso es mantener una correcta higiene antes de manipularla. Para ello debemos lavarnos bien las manos y secárnoslas, ya que cualquier germen que nosotros tengamos en las manos pasará a la leche y de esta forma al bebé. Para su conservación hay que usar recipientes adecuados, como biberones o bolsas, pero antes de su uso también es importante lavarlos

bien con agua caliente y jabón y aclararlos abundantemente para que no queden restos. También se pueden lavar en el lavavajillas. Se pueden dejar tanto en el frigorífico como en el congelador, pero siempre deberán estar perfectamente etiquetados con la fecha en la que se extrajo la leche. Se guarde en el frigorífico o en el congelador, lo mejor es hacerlo cuanto antes para que no se pierdan las propiedades.

Si se va a guardar la leche en el frigorífico, debemos saber que no hay que ponerla en la puerta, sino en la zona más fría y que, en caso de congelarla, no se deben llenar los recipientes más de tres cuartas partes porque la leche se expande.

- *Cuándo conviene utilizarla*
  El tiempo de uso de la leche guardada debe ser el siguiente:
  - Leche recién extraída en un recipiente cerrado. Si está a temperatura ambiente, a 25 ºC o menos, deberá ser usada en las siguientes seis u ocho horas. Si está en la nevera, a 4º C o menos, en los tres días siguientes. Y en el congelador, en las siguientes dos semanas.
  - Leche congelada, descongelada en el frigorífico, pero no usada ni calentada. Si está a temperatura ambiente, hay que utilizarla en cuatro horas o menos. Si está en la nevera, en veinticuatro horas. Y NO se debe volver a congelar.
  - Leche descongelada fuera del frigorífico, en agua caliente. Si está a temperatura ambiente solo se utilizará hasta que acabe la toma. Si está en el frigorífico, solo se puede guardar cuatro horas o menos. Y NO se debe volver a congelar.

— Es recomendable congelar la leche que no se vaya a utilizar antes de tres días, aunque, si no se puede, es mejor guardarla en la nevera lo antes posible. Para su almacenaje, conviene que sea en cantidades pequeñas, de entre 50 y 100 ml, para así descongelar solo la que se vaya a emplear en cada momento. Otra consideración que hay que tener en cuenta es que siempre es mejor utilizar primero la leche fresca y luego la congelada.

Todas estas consideraciones son importantes porque cuanto mejor esté guardada la leche materna, más difícil será que pierda sus cualidades, puesto que es el mejor alimento para el bebé durante los primeros meses de vida.

Más leche

Otra manera de incrementar la producción de leche es vaciando por completo ambos pechos cada vez. En principio, ha de vaciarse totalmente uno antes de empezar con el segundo. Esto no solo previene la mastitis, sino que el bebé toma la parte más nutritiva de la leche, que está al final de cada tetada. Si no se consigue vaciar la segunda mama, acuérdate de empezar por esta en la siguiente toma.

¿Toma suficiente?

La mejor guía para saber si estás produciendo la leche suficiente y si el bebé se alimenta bien es realizar un pequeño chequeo periódico de su peso, especialmente en los primeros meses. Otros signos que te tranquilizarán son que haga pipí varias veces al día, que sus deposiciones sean blandas, que tus pechos se queden vacíos después de las tomas y que mame unas seis veces al día como mínimo.

¿Y si no le doy el pecho?

La lactancia natural es la mejor forma de alimentar a tu bebé, tanto para ti como para él. Sin embargo, puede suceder que por motivos laborales u otros deba suspenderse o incluso se prefiera directamente no iniciarla. En estos casos, el biberón se presenta como una alternativa que también tiene sus ventajas. Las leches artificiales están muy mejoradas, todas presentan una calidad similar y varían poco en su composición, así que de lo que se trata es de encontrar la que mejor le siente a tu bebé. Por otro lado, dar el biberón permite que la pareja también participe desde el principio en la alimentación de su hijo.

Ha de acostumbrarse

Si el bebé no ha mamado nunca del pecho, el biberón no le resultará extraño, pero es algo que sí que puede ocurrirle si le has dado el pecho durante un tiempo y ahora has de sustituir alguna de tus tomas por un biberón. Para que el cambio no resulte tan brusco, es importante que hiervas las tetinas antes de usarlas, pues pueden encontrar que «saben mal». Si aun así no quiere cogerla, sumérgela en un poco de leche materna o artificial para que al introducírsela en la boca sepa qué es lo que va a succionar.

Para que no abandone el pecho

Si tu intención es que alguna toma la haga con biberón y el resto siga con la lactancia natural, es muy importante que actúes como con tu pecho. Es decir, a la hora de ofrecerle el biberón, deja que sea el niño el que busque la tetina, no se la introduzcas de sopetón en la boca. Después, asegúrate de que se sujeta a la boquilla desde la base y que no se mete solo la parte superior. Piensa que, además, con el biberón tendrá que esforzarse menos para obtener el alimento, pues la leche fluye más rápido, así que es importante cómo succiona y que la tetina que le ofrezcas no tenga una abertura demasiado ancha.

Si has de empezar a trabajar

Inicia el tránsito de pecho a biberón al menos dos semanas antes de ausentarte al trabajo. Así te irás tranquila sabiendo que acepta bien el biberón, pues ya es bastante duro separarse del bebé como para estarse preocupando por si come cuando tú no estás. Además, también sería bueno que durante esas dos semanas fueran otras personas las que le dieran el biberón para que, llegado el día, no note tanto tu falta. De todas formas, si eres tú quien lo haces, no te lo pongas hacia el pecho, pues se preguntará por qué no puede mamar como siempre. Apóyalo en tu regazo, mirando hacia arriba, y ofrécele el biberón como hemos comentado antes.

2.
Ya tiene seis meses…,
¿y ahora qué?

En el capítulo anterior decíamos que la alimentación del bebé durante los primeros seis meses de vida es a base de leche materna o, en su defecto, de fórmula. Una vez alcanzados los seis meses, el bebé necesita mayores cantidades de nutrientes específicos, como hierro, calcio y vitamina D, por ello es necesario complementar su alimentación con otros alimentos para conseguir todos los nutrientes necesarios. Pero, sobre todo, y más allá de las necesidades nutricionales, en los primeros años de vida nuestros peques aprenden a masticar, manipular, oler, saborear… En definitiva, descubren la relación con la comida que tantos beneficios o perjuicios les aportará en el futuro. Nuestra función como padres no debería limitarse a alimentarlos, sino a enseñarles a hacerlo de manera saludable, pues unos correctos hábitos adquiridos en la edad infantil perdurarán en la edad adulta y reducirán el riesgo de desarrollar enfermedades tanto en la infancia como en el futuro.

ALIMENTACIÓN COMPLEMENTARIA

Desde el momento en que el equipo de pediatría nos dice que ya podemos empezar a darles alimentos además de la leche, nos asaltan un sinfín de dudas: ¿qué le doy?, ¿qué cantidades toma un bebé?, y si no le gusta, ¿lo obligo?, ¿qué alimentos no debe comer?… Como casi todo en la vida, no hay verdades absolutas y nadie tiene una verdad única y exclusiva que sea la correcta, ni nosotros, ni los pediatras, ni la abuela… Es el propio bebé, en muchas ocasiones, quien suele darnos la respuesta simplemente observándolo, por lo que con calma y paciencia todo acaba resultando más fácil de lo que parecía. Cada profesional sanitario aplica unas recomendaciones diferentes, pues, como comentábamos, no hay un consenso único, y por ello se crea tanta controversia y dudas entre los padres, ya que a uno le recomiendan darle fruta a partir de los cinco meses, a otro fruta y cereales sin gluten, a otro nada hasta los seis meses… Por suerte, contamos con guías de salud que nos orientan para saber de dónde partir.

La OMS recomienda iniciar la alimentación complementaria a partir de los seis meses a todos los niños alimentados con leche materna (en su defecto, de fórmula), pues cubre sus necesidades nutricionales a la perfección hasta entonces. Para los niños alimentados con leche de fórmula o lactancia mixta, algunos pediatras pueden recomendar iniciar la alimentación complementaria a los cinco meses, aunque no es estrictamente necesario, teniendo en cuenta que será a los seis meses cuando el intestino del bebé estará realmente preparado para digerir los alimentos de manera natural. Por tanto, no resulta necesario hacerlo, sino que dependerá del propio bebé, de su desarrollo psicomotor o de su interés por probar nuevos sabores.

De hecho, cada país, incluso en la misma Unión Europea, se ofrecen recomendaciones muy diferentes, incluso es habitual que de un pediatra a otro los consejos sean distintos. Cada uno sigue su pauta y todas pueden ser válidas, pues no hay una recomendación específica de qué alimento se debe comer antes que otro. Así que, si no tienes claro por dónde empezar, es bueno seguir las recomendaciones de tu equipo pediátrico, pues son quienes llevan a tu hijo y pueden resolver las dudas que te vayan surgiendo. Eso sí, en caso de detectar que sus consejos no están actualizados o no coinciden con tu intuición, es conveniente que comentes amablemente tus inquietudes, pues seguramente te ofrecerán otras opciones. En lo que todos coincidirán es en que no debe ofrecerse alimentación complementaria antes de los cuatro meses debido a la falta de maduración del sistema digestivo, de la función renal y por la falta de adaptación del sistema inmunitario, ya que pueden producirse alergias alimentarias o enfermedades autoinmunes, como la diabetes *mellitus*, si se dan antes de tiempo. También es importante no ofrecer los alimentos sólidos pasados los ocho o diez meses, ya que podría perjudicar al aprendizaje del bebé. Por tanto, aunque a muchas nos encanta tenerlo todo estructurado, listas organizadas, etcétera, en este caso hemos de decir que el calendario de introducción de nuevos alimentos es meramente informativo; aun así, contamos con recomendaciones de entidades oficiales que pueden servirnos de guía. La más actual es la guía de la Agencia de Salud Pública de Cataluña: «Recomendaciones para la alimentación en la primera infancia (de 0 a 3 años)», de 2016, la cual se basa en los últimos estudios y consejos de la OMS para recomendar el actual calendario de incorporación de nuevos alimentos:

Primeros seis meses
- *Leche materna*: debe ser el alimento principal y exclusivo hasta los seis meses y el recomendado siempre que se pueda continuar al menos hasta los dos años de edad o hasta que madre e hijo lo deseen.
- *Leche adaptada o de fórmula*: en el caso de no dar leche materna, debe ser el alimento exclusivo hasta los seis meses y mantenerlo hasta el año (aunque se aconseja en ocasiones iniciar a los cinco meses la alimentación complementaria).

A partir de los seis meses
Ahora ya podemos ofrecerle un gran abanico de alimentos: cereales como el arroz, el pan o la pasta, frutas y hortalizas, legumbres, huevo, carnes y pescados, aceite de oliva, frutos secos triturados o molidos… De hecho, puede consumirse casi todo, aunque contamos con algunas excepciones que deben evitarse hasta más adelante. Conozcámoslas:

- *Alimentos potencialmente alergénicos*: pueden introducirse a partir de los seis meses (excepto la leche de vaca y derivados). Hasta hace poco aún se creía que alimentos como el huevo, el melocotón, la fresa, el cacahuete o las semillas debían ofrecerse en meses posteriores, y una recomendación habitual era aconsejar esperar hasta los dieciocho meses, pero varios estudios recientes han demostrado que retrasar su introducción no interfiere en el desarrollo de alergias, por lo que pueden ofrecerse sin miedo a partir de los seis meses, simplemente debe prestarse mayor atención por si provocan reacción alérgica. Y si todavía nos quedan dudas porque la abuela, la vecina o la amiga nos dice que hay que esperar, la Academia Americana de Pediatría, la Academia Europea de Alergia e Inmunología Clínica, la Sociedad Europea de Gastroenterología, Hepatología y Nutrición Pediátrica y la Agencia Europea de Seguridad Alimentaria afirman que pueden ofrecerse sin temor a partir de los seis meses.

— Atentos a una reacción: los alimentos nuevos deben ofrecerse siempre de manera progresiva y en pequeñas cantidades y observar la reacción. Una reacción alérgica suele aparecer de manera inmediata tras ingerir el alimento, con ronchas en la piel, rojez en la boca, hinchazón de la lengua o la boca o, en casos extremos, dificultad para respirar. Si esto pasa, se debe acudir inmediatamente a urgencias. Aun así, existen reacciones tardías que pueden aparecer entre las doce y las setenta y dos horas desde que se entra en contacto con el alimento que produce alergia, por ello pueden ofrecerse los nuevos alimentos a intervalos de entre tres a cinco días, por ejemplo, observando cómo se toleran. Aquellos bebés con antecedentes familiares de alergia pueden requerir un mayor control para ayudar a descartar posibles alergias.

- *Alimentos que contienen gluten*: cada cierto tiempo aparecen nuevas recomendaciones respecto al gluten que hacen que los sanitarios cambiemos las recomendaciones, lo que ha provocado mayor confusión entre los padres. Las últimas revisiones científicas indican la importancia de introducir el gluten antes de los siete meses (y no antes de los cuatro), ya que si se hace así, existe mayor riesgo de enfermedad celiaca y de diabetes tipo 1. Por tanto, a partir de esta edad puede y debe ofrecerse. Cereales que contienen gluten: trigo, centeno, cebada, espelta, triticale, kamut o avena y todos sus derivados (pasta, pan…).
- *Alimentos con riesgo de atragantamiento*: aunque muchos alimentos no son un problema por su composición nutricional, sí que pueden serlo por su forma o textura. Alimentos como los frutos secos enteros, la zanahoria cruda o las uvas enteras tienen más riesgo de provocar atragantamiento en los bebés y los niños, por lo que debemos esperar a ofrecerlos enteros hasta pasados los tres años. Esto no quiere decir que no puedan darse, solo habrá que hacerlo de manera diferente: frutos secos triturados formando parte de salsas, purés o utilizados como alimento para rebozar, zanahoria cocida, uvas troceadas, etcétera.

- *Leche entera, yogures y queso tierno*: la leche de vaca no debe ofrecerse nunca antes de los doce meses, y después puede darse paulatinamente en pequeñas cantidades hasta sustituir totalmente a la leche de fórmula. Incluso podemos mezclar en el mismo biberón leche de fórmula y de vaca para ver cómo la tolera antes de sustituirla del todo. Si toma leche materna, no es necesario ofrecerle leche de vaca. Los yogures naturales (sin azúcar) y el queso fresco o tierno pueden ofrecerse a partir de los nueve o diez meses en pequeñas cantidades y aumentarlas de manera progresiva.
- *Alimentos superfluos*: es importante destacar que los niños menores de un año no deben consumir azúcar, miel, cacao y chocolate, edulcorantes, flanes, postres lácteos, galletas, zumos envasados, bollería o embutido, e incluso debe retrasarse lo máximo posible y en la menor cantidad posible por su baja calidad nutricional. También es conveniente evitar la sal.
- *Tóxicos*: Existen alimentos que los bebés y los niños no pueden tomar debido a su toxicidad, por lo que se merecen un capítulo especial donde comentaremos los motivos y las cantidades (véase el apartado «Alimentos no permitidos, vigila su toxicidad»).

Cómo ofrecerles los nuevos alimentos

- Es muy recomendable ofrecer los nuevos alimentos de manera cómoda y relajada, sin ruidos (televisión, teléfonos…) para que el bebé preste toda su atención a la comida y no se distraiga.

- Si no acepta los nuevos alimentos, debe mantenerse una actitud positiva y tolerante para que el rechazo solo sea temporal y volver a ofrecer los alimentos pasados unos días.
- Nunca debe forzarse u obligar a comer al bebé, pues puede resultar contraproducente. Si escupe la comida más de una vez, prueba a dársela al día siguiente, simplemente puede que no esté receptivo.
- Aunque a veces es inevitable, es importante no comparar al bebé con otros. Cada uno tiene su ritmo y comen cantidades diferentes, así que, a no ser que exista riesgo de salud por un bajo peso, cosa que no es habitual en nuestra sociedad, es bueno respetar su sensación de hambre y, sobre todo, cargarse de paciencia, pues hasta ahora tu bebé solo ha conocido la leche, por lo que el primer contacto con el nuevo alimento, como poco, le parecerá extraño. Puede gustarle o no, pero por naturaleza los bebés son curiosos, así que un día u otro querrá probar los nuevos alimentos que se le ofrecen.

¿REALMENTE IMPORTAN LAS CANTIDADES?

Una de las dudas más comunes entre los papás primerizos es qué cantidad debe comer nuestro bebé, y nos resulta complicado saber cuánto necesita esa pequeña personita. Acostumbrados a dar el pecho, donde la demanda siempre queda cubierta, o al aumento progresivo de ración de los lactantes de fórmula a medida que aumentan de peso, toda cantidad parece poca cuando vemos a nuestro bebé sentarse solo o cuando empieza a caminar.

El bebé, al igual que el adulto, regula su propio apetito, por lo que es muy importante, insistimos, respetar la saciedad del bebé y ofrecerle cantidades que se ajusten de manera individual. Es normal que los primeros días, incluso las primeras semanas, solo tome un par de cucharadas y no quiera más; es el primer contacto con nuevos sabores y texturas y necesita su tiempo. No lo obligues ni fuerces a comer las cantidades «marcadas en la tabla» que le tocan por edad. La creencia popular y anticuada de «bebé gordito, bebé sano» ha hecho que en muchos hogares se obligara a comer toda la comida que había en el plato, y probablemente a muchos de los niños que ahora ejercemos de padres nos ha pasado, pero con los años se ha demostrado que no es saludable, puesto que existe mayor probabilidad de que los niños tengan sobrepeso u obesidad, tanto en la edad infantil como en la edad adulta. Además, puede aumentar la resistencia a comer determinados alimentos, se pueden crear aversiones y otras conductas que pueden extenderse a la edad adulta.

Aun así, aunque suene bien respetar que el niño elija la cantidad de lo que come, nos tranquiliza tener un guion que nos diga las cantidades aproximadas aconsejadas, pero debe ser precisamente eso, una guía. Y si nuestro pequeño no alcanza a comer lo marcado, no pasa nada, pues mientras crezca sano y de manera adecuada no debe cundir el pánico. Incluso cuando sufra gastroenteritis, algo muy habitual en esta etapa, y esté perdiendo peso, no os preocupéis, pues cuando se recupere lo hará también su apetito. Por el contrario, si es un bebé que se queda con hambre, puede aumentarse la ración, eso sí, siempre de alimentos saludables.

En bebés de seis meses hasta tres años pueden ofrecerse las siguientes cantidades:

- Frutas, verduras, hortalizas, legumbres, pasta, arroz, pan y patata: deben adaptarse las cantidades a la sensación de hambre de cada bebé, aunque una ración entre 150 y 250 g suele ser bien aceptada.

  Los gramajes nos orientan a la hora de preparar el plato, pero debemos aplicar el sentido común, y si nuestro bebé tiene mucho apetito y un peso en un percentil alto, no debemos racionarle la cantidad de comida, ya que nunca debe pasar hambre, pondremos un gramaje más elevado de farináceos, como patata, pasta, arroz o legumbres, para que no pase hambre y aún más elevado de verduras; por el contrario, si nuestro bebé tiene un peso en percentiles bajos, pondremos mayor cantidad de farináceos y menor cantidad de verdura, para que no se llene con alimentos poco calóricos. Esto no quiere decir eliminar las verduras, ni mucho menos, son necesarias en su alimentación, pero no será necesario poner un plato enorme de verduras si no es capaz de comerlas.

- Carne, pescado y huevo: igual que con el resto de los alimentos el hambre del bebé nos orienta a la hora de decidir las cantidades, en este caso es importante limitar la cantidad de dichos alimentos, puesto que en nuestro entorno se consumen de manera excesiva. De hecho, se estima que el 95 % de los niños españoles de cero a tres años ingiere diariamente una cantidad de proteínas cuatro veces superior a la recomendada, lo que va asociado a un riesgo más elevado de desarrollar obesidad infantil. Así lo dice el estudio Alsalma 2.0, «Alimentando la salud del mañana», llevado a cabo por todo el país con doscientos pediatras y una muestra de casi dos mil niños y el primero de España centrado exclusivamente en analizar los hábitos nutricionales de los pequeños de cero a treinta y seis meses. Por tanto, es importante no sobrepasar las cantidades aconsejadas respecto a proteína animal.

— Para un bebé de seis a doce meses se aconsejan entre 20 y 30 g de carne al día, entre 30 y 40 g de pescado al día y un huevo pequeño (medida S, que no supere los 53 g). Las cantidades deben aumentarse progresivamente, por ejemplo, para un bebé de seis meses se le darán 20 g y se irán aumentando a medida que crezca, y según las cantidades que coma, a 30 g.

— Para niños de doce meses a tres años se aconsejan entre 40 y 50 g de carne al día, entre 60 y 70 g de pescado al día y un huevo mediano (medida M, entre 53 y 63 g) o grande (medida L, entre 73 y 73 g). Estas cantidades son para consumir a lo largo del día, por lo que deberán fraccionarse entre comida y cena. Si se desea dar en las dos tomas, sobre todo una vez que han cumplido el año, pueden darse 25 g de carne en la comida y 35 de pescado en la cena, aunque suele ser más fácil ofrecerle el trozo entero al mediodía y por la noche ofrecer un plato de verduras con arroz, legumbres o pasta. No hay que obsesionarse con la báscula y estar pesando cada vez el trozo de carne, pero es bueno tener una referencia del tamaño que le toca e intentar no sobrepasarlo.

Todo esto es fácil si el bebé es comedor, pero **¿y si no quiere comer?** Ambas hemos tenido la gran suerte de criar a niños comilones, por lo que no podemos hablar por propia experiencia. Sin embargo, conocemos de cerca, tanto en lo profesional como en lo personal, casos de niños que simplemente no quieren comer. Es importante recordar que la alimentación se llama precisamente complementaria y no sustitutiva, porque complementa el alimento principal del lactante hasta que cumpla el año, por lo que el alimento principal seguirá siendo la leche hasta que el bebé cumpla un año. En concreto, se aconsejan entre 400 y 500 ml de leche al día, por lo que no os agobiéis si come poco, ya que se trata de que se relacione de manera positiva con la comida, que sea un momento divertido y relajado. Si no pierde peso ni se estanca en la altura y los percentiles son regulares, simplemente paciencia, hay que valorar si realmente no come nada o si no come lo que consideramos que debería comer. Puede que coma muchísimo al mediodía, pero casi no quiera comer en la cena y solo quiera leche, ¿qué problema hay? Puede estar agotado de todo el día; así que aprovechad la comida y la merienda y no lo forcéis por la noche. También puede empezar a tener ciertas preferencias, así que ¿por qué vamos a forzarlo a comer pera, por ejemplo, si le gusta la uva, la manzana, la naranja, el melocotón o el plátano? Sus gustos no tienen por qué ser los tuyos. Anecdóticamente, y para que sirva de ejemplo, uno de nuestros hijos es un «devorador nato» de uvas, cortadas en mitades o cuartos para que no se atragante, pero se las come con piel, tal cual, aplaudiendo y haciendo aspavientos desde bien pequeño cada vez que las ve. En una ocasión, estando al cuidado de otro adulto, le preparó las uvas con toda la buena intención quitándole cuidadosamente la piel, aun a sabiendas de que las come con piel, pues creyó que se las comería mucho más a gusto. ¿Y qué pasó? Que probó la primera y no quiso ni una más, se lanzó a las uvas de al lado que tenían piel. Recuerda: tus gustos no son los suyos. Explicaremos maneras de hacer más atractivos los platos en el último capítulo del libro.

ALIMENTOS NO PERMITIDOS, VIGILA SU TOXICIDAD

Como profesionales de la salud, escuchamos habitualmente, entre otras frases: «Yo comía de todo y no me ha pasado nada» o «Actualmente hay mucha tontería con la comida». Todo evoluciona, y los consejos sobre alimentación aún más. La nutrición es una ciencia en constante evolución, por lo que no debemos aferrarnos a creencias inamovibles y, permitidnos decir, bastante anticuadas, y aún más cuando puede representar un riesgo para la salud. Aunque a partir de los seis meses, tal como hemos comentado, son muchos los alimentos que los bebés pueden tomar, debemos tener muy en cuenta aquellos que debido a su toxicidad deben evitarse.

Años atrás, bien por desconocimiento o por una menor contaminación medioambiental, no debían evitarse algunos alimentos. Para una persona adulta, por su peso o envergadura, puede no resultar tóxico un alimento que sí lo es para un niño pequeño.

- *Hortalizas*: debido a su alto contenido en nitratos, deben evitarse las espinacas, las acelgas y las borrajas antes de los doce meses y, en el caso de que se den, no deben superar nunca el 20 % de la cantidad del plato. A partir del año hasta los tres años, estas dos hortalizas no deben alcanzar ni superar la ración diaria. Tampoco deben mantenerse a temperatura ambiente una vez cocidas, ya sean enteras o en puré; si no se consumen, deberán conservarse en el frigorífico o en el congelador. Los nitritos se transforman en nitratos en el organismo, y, en altas concentraciones, pueden producir metahemoglobinemia, un trastorno que afecta a la distribución de oxígeno en el organismo, por ello la piel de los bebés adquiere una tonalidad azul (cianosis) que indica la alteración. El riesgo de padecerlo aumenta si los niños presentan infección bacteriana gastrointestinal.
- *Carnes*: los niños menores de seis años no deben comer carne de caza debido a que pueden quedar restos de plomo de la munición, lo que puede causar daño neuronal.
- *Pescados*: por su alto contenido en mercurio deben evitarse pescados como el pez espada, el emperador, el atún (incluidas las conservas en lata), el salmón, la tintorera o

el cazón. En niños de tres a doce años limitar a 50 g a la semana o 100 g cada dos semanas. Debe evitarse el consumo de cabezas de gamba, langostinos, cigalas, etcétera, por su alto contenido en cadmio.

- *Miel:* hay que evitarla en menores de doce meses por riesgo de intoxicación por botulismo.

¿BABY LED WEANING O TRITURADO? TODO CABE

En la actualidad está tomando fuerza la tendencia llamada BLW (*baby led weaning*) en sustitución a la clásica y tradicional forma de iniciar la alimentación en el bebé a base de papilla. Pero ¿qué es el BLW? Es simplemente la alimentación autorregulada o dirigida por el bebé, es decir, que el bebé come la cantidad que desea y escoge los alimentos que desea de aquellos que le ofrecemos cocinados de manera adecuada sin haber sido triturados. El lactante se lleva solo los trozos a la boca manipulando con sus manitas, sin ayuda del adulto.

Para que sea suficiente y cubra los requerimientos energéticos y nutricionales, la alimentación debe ser a demanda, igual que la lactancia materna. En función de sus señales innatas de hambre y saciedad, el bebé decide:

- Cuánto comer.
- Qué alimentos elegir entre aquellos que le estamos ofreciendo.
- A qué velocidad desea comer, sin que sea el adulto el que escoja la cantidad de comida y el ritmo.

El bebé aprende a parar de comer cuando está saciado y no cuando se acaba la comida que el adulto considera apropiada. Las dudas principales que asaltan a los padres con este método suelen ser: ¿y si se atraganta?, ¿será suficiente lo que coma?, ¿y si pierde peso o no crece adecuadamente?, ¿estará comiendo todo el día?… Los niños deben cumplir unos requisitos y los padres seguir unas normas de seguridad. Si es así, es una alimentación totalmente segura que cuenta con algunas ventajas:

- El bebé acepta más variedad de alimento porque no se le obliga a comer y porque desde el inicio se le acostumbra a probar alimentos distintos y por separado, apreciando los sabores reales y no todos mezclados.
- Desarrolla más sus habilidades motoras, ya que agarra y manipula los alimentos él solo.
- Se estimulan más los sentidos, ya que explora las texturas con sus manos, su boca, los olores, los sabores, los colores…
- No tendrá que sufrir la transición de puré a sólidos. Y es una ventaja si tenemos en cuenta que la adaptación al alimento sin triturar suele ser peor aceptada en aquellos que han pasado meses comiendo triturado y gestionan peor la deglución de diferentes texturas.

Hasta hace poco también se creía que el bebé podría tener menos sobrepeso, ya que el adulto no interfiere en la regulación de ingesta (hambre/saciedad), sino que es el propio niño quien come lo que necesita. Sin embargo, un estudio reciente realizado por investigadores de la Universidad de Otago, en Nueva Zelanda, recogido por *Jama Pediatrics*, confirma que los niños que realizan BLW obtienen algunos beneficios de los comentados, como que aceptan mejor probar nuevos alimentos, ponen menos problemas y disfrutan más a la hora de comer, y también confirma que es una alimentación segura, pero no prueba que este enfoque evite la obesidad o el sobrepeso infantil. Tampoco se demostró que tuvieran bajo peso o déficits nutricionales. Por tanto, si te estabas planteando realizar BLW, no tengas miedo, pues son munchas las ventajas, aunque existen en ocasiones impedimentos logísticos que pueden imposibilitar llevar a cabo esta forma de alimentación:

- Se requiere disponer de mayor tiempo, ya que el bebé come a su ritmo. Por ejemplo, no podemos pedirle que coma en media hora porque solo disponemos de ese tiempo.
- Si se deja al cuidado de otros adultos, sean familiares, canguros, guardería, etcétera, también deben estar de acuerdo con este método, pues puede generar malestar por la responsabilidad o el miedo al atragantamiento.
- La alimentación de la familia debe ser la misma que la del bebé, todos deben comer el mismo tipo de platos, adaptando al principio alguna textura para que le resulte más fácil al bebé y siguiendo un modelo de dieta saludable. El bebé no aprenderá a comer de manera adecuada si el resto de la familia toma platos diferentes, pues querrá eso y no lo de su plato.

Para evitar sustos con el BLW

REQUISITOS:

Tal como hemos comentado, los niños deben cumplir unos requisitos y los padres seguir unas normas de seguridad: el bebé debe tener al menos seis meses y debe ser capaz de aguantarse sentado solito, no debe presentar trastorno neuromuscular, retraso en el desarrollo, lesiones cerebrales ni otras condiciones médicas que afecten a la coordinación neuromuscular involucradas en el proceso de tragar.

CONOCER EL RIESGO DE ATRAGANTAMIENTO:

Hay que diferenciar el riesgo de atragantamiento real y lo que sería una arcada o toser para expulsar el alimento. La arcada es un acto reflejo que hace que se cierre automáticamente la garganta y se empuje con la lengua el alimento a la parte frontal de la boca.

No debemos meterle los dedos en la boca, ya que podríamos empujar el alimento hacia atrás y producir un atragantamiento real. Tampoco debemos golpearle la espalda, ya que podemos hacer que el alimento se mueva y de nuevo provocar un atragantamiento real. Si el bebé es capaz de toser con fuerza, respirar con normalidad, hablar, llorar o emitir sonidos normales, no está ahogándose.

NORMAS DE SEGURIDAD:

- El bebé debe estar sentado, no puede estar reclinado ni tumbado, puesto que podría provocar peligro de atragantamiento.

- Deben evitarse las distracciones, como la televisión, los dispositivos electrónicos, hacerle carantoñas, cantarle… Si el niño esta distraído, hay más riesgo de atragantamiento.
- Un adulto siempre debe estar presente mientras está comiendo, nunca debemos dejar al niño solo.
- Tamaño de los alimentos: lo ideal es ofrecer un tamaño similar al dedo de un adulto, suficientemente largo para que el bebé pueda agarrarlo y que la comida sobresalga de su mano.
- Cocinado: suficientemente cocinado como para que el bebé sea capaz de aplastarlo con la lengua contra el paladar. Es cuestión de probarlo, ya que si nosotros nos somos capaces de chafarlo con la lengua, el bebé tampoco lo hará y deberá cocinarse algo más.
- Alimentos que deben evitarse:

  - Frutos secos enteros y semillas grandes como las de calabaza o más grandes. Varios estudios muestran que son los principales causantes de atragantamiento en bebés y niños pequeños. Esto no quiere decir que no puedan ofrecerse, pueden darse triturados en forma de humus, tahini, harina de almendras, crema de cacahuete…
  - Caramelos y golosinas. Además de por cuestiones nutricionales, debido a su forma, textura y tamaño, son fáciles de tragar sin masticar, por lo que pueden provocar atragantamiento.
  - Alimentos pequeños de forma esférica o redonda como garbanzos, cerezas, frutos del bosque, aceitunas, toma-

tes cherri, uvas o guisantes enteros. Deben ofrecerse cortados y sin hueso o bien triturados formando parte de otros platos.

— Salchichas o perritos calientes. Debido a su forma cilíndrica y tamaño similar a las vías respiratorias del niño, es un alimento que puede bloquear fácilmente las vías aerodigestivas.

— Alimentos de consistencia dura, como manzana, piña cruda, zanahoria o palomitas de maíz; la alternativa es ofrecerlas ralladas o asadas.

— Mantequilla de cacahuete o cremas similares, ya que debido a su consistencia pegajosa pueden quedar pegadas a las vías respiratorias, pudiendo formar un tapón difícil de extraer. Ocurre lo mismo con chicles o nubes de azúcar.

— Gelatinas, por el alto riesgo de aspiración.

— Alimentos con rebozados duros.

— Maíz de todo tipo (mazorca, grano o en forma de aperitivos como los nachos).

— Patatas fritas de bolsa.

— Fruta deshidratada, como uvas pasas u orejones, ya que mantienen su tamaño, forma y dureza.

— Biscotes, *crackers* duros o palitos de pan tostado (picos), ya que no se disuelven fácilmente y pueden romperse en trozos duros en la boca.

— Carne en trozos grandes, carne con piel y pequeños trozos de carne muy dura.

SI OPTAS POR EL TRITURADO

Si se opta por seguir una alimentación complementaria tradicional a base de triturados, estamos ante una opción igual de válida y tiene que quedar claro que no se trata de una alimentación menos saludable, sino de una opción más, pues no siempre es factible llevar a cabo la alimentación complementaria BLW.

Muchas veces la vuelta al trabajo lo hace incompatible o simplemente se prefiere iniciar la alimentación con purés. Lo importante es alimentar al bebé de manera responsable, ofreciendo alimentos saludables como verdura, fruta, pescado, grasas insaturadas, legumbres… No solo aquellos alimentos que le gustan, sino ofrecer una dieta rica y variada, con texturas agradables para el bebé, pero respetando su saciedad. Si no quiere terminarse el plato, no hay que obligarlo, esto debe aplicarse tanto si come a trozos como si toma puré y, de hecho, así lo recogen las últimas guías oficiales.

Podríamos decir que la primera norma que deberíamos seguir al dar triturados es huir de caer en la tentación de iniciarnos con productos artificiales «para bebés». Así, por ejemplo, es importante comentar que a la hora de ofrecer los cereales no existe como única opción las famosas papillas solubles, sino que es muy fácil preparar las papillas en casa cociendo el cereal, sea arroz, avena, mijo, etcétera, y mezclarlo con la leche. Muchas de las papillas infantiles tienen azúcares añadidos y las que no, suelen estar dextrinadas, por lo que el almidón está «roto» para que se digiera más fácilmente, haciéndolas más dulces de lo que sería el alimento en su manera natural. De esta forma, estamos acostumbrándoles desde muy pequeños a sabores muy dulces. Eso sí, hemos de ser realistas, y sabemos que preparar las papillas a diario cociendo el cereal comporta aún más tiempo, por eso existen en el mercado marcas que son más respetuosas con el gusto del alimento original y que no las dextrinan, incluso utilizan cereales integrales, que, desde nuestro punto de vista, son la mejor opción si no se elaboran las papillas caseras.

Otros estudios también comparan la alimentación tradicional con el BLW, y las conclusiones son las mismas respecto a los beneficios que aporta la nueva técnica, pero también plantean una cuestión realmente interesante: si los beneficios de la técnica se derivan del propio método o de la forma de ser de las familias, más respetuosas con el bebé tanto a la hora de respetar sus gustos como su saciedad. Esto pone sobre la mesa que si hubiesen decidido seguir el método más tradicional a base de purés, no lo obligarían a comer cuando no quiere más y le ofrecerían alimentos variados y saludables.

Un punto medio
La conclusión es que no debemos obsesionarnos por seguir una dieta BLW con nuestros bebés si nos falta tiempo, ya que puede existir un punto intermedio en el que la comida que no realiza con vosotros sea triturada, ya que es más fácil realizarla con familiares o en guarderías, y la que hacéis con vuestro hijo sea en la que le ofrecéis los alimentos enteros. El bebé no tiene por qué confundirse, volvemos a que

cada bebé es un mundo y tiene una madurez diferente, por lo que es cuestión de probarlo si lo veis preparado. Os contamos el caso de una de nosotras: por motivos laborales empezó a ir a la guardería y allí no querían realizar el BLW por el miedo al atragantamiento al tener que vigilar a muchos otros niños a la vez (totalmente comprensible), por lo que solo las comidas que realizaba en casa eran con trozos. Pues bien, el pequeño supo diferenciar desde el principio las diferentes texturas, en la guardería comía triturado, pero le gustaban más los trozos de los niños más mayores, y de un día para otro pasó al trozo entero, sin apenas transición.

Si decides realizar triturados (opción tradicional)
Lo habitual al iniciar la alimentación complementaria es seguir las pautas del equipo pediátrico y, de nuevo, como con la introducción de los alimentos, hay muchas opciones. Aunque habitualmente suelen recomendar empezar con papilla de frutas en la merienda y cereal en una de las otras comidas, nada es inamovible.

Si te aconsejan darle el cereal en la cena, pero no es capaz de comer tres cucharadas porque se «cae» de sueño, pásalo al desayuno; probablemente esté más receptivo. Es preferible que se acostumbre a comer el cereal en cuchara, con textura más espesa, que no dentro del biberón (en el caso de darlo), pero si de vez en cuando se le da dentro del biberón, por ejemplo, porque estáis fuera de casa, no pasará nada. Cabe recordar que si se inicia la alimentación antes de los seis meses debes tener en cuenta que el cereal debe ser sin gluten:

maíz, arroz, quinoa, trigo sarraceno, sorgo, mijo, amaranto…, y siempre es preferible elaborar las papillas caseras que comprar las comerciales, aunque de esto hablaremos extensamente en el capítulo «Productos alimentarios infantiles, ¿son necesarios?».

Respecto a las papillas de frutas, pasa lo mismo: suele empezarse por frutas maduras, como plátano, manzana, pera y el zumo de una naranja o mandarina. Pero pueden ser estas u otras opciones; se trata de empezar poco a poco y, aun siendo triturado, variar las texturas: casi licuado, más grumoso o incluso chafado con un tenedor. El primer contacto con nuevos alimentos puede ser un placer o un suplicio, tanto para los niños como para los padres; los niños que disfrutan comiendo, saboreando y probando nuevos alimentos proporcionan una tranquilidad enorme a sus padres, pero ¿y los que no? Florecen el nerviosismo y la angustia porque el pequeño no quiere ni probar fruta, ¡que no cunda el pánico! Se trata de aplicar paciencia y ofrecer y volver a ofrecer las frutas mezcladas de manera diferente, aunque parezca que apenas se pueden variar. Para el pequeño que acaba de descubrirlas, un sinfín de cosas pueden provocarle el rechazo, así que se trata de intentarlo varias veces, pero si dice que no y que no, no pasa nada, dejad la fruta para un ratito más tarde; quizás no tiene hambre porque ha comido más al mediodía o porque tiene mocos, porque está más fría que la vez anterior, quizás la fruta esté más verde (suelen preferir la fruta madura), puede tener una textura más grumosa, puede ser una variedad diferente y tener un sabor muy distinto…

Como veis, no hemos cambiado ni siquiera de fruta y existen un montón de variables que pueden hacer que lo que el bebé recibe sea diferente y quizás no lo quiera, así que id variando, no os agobiéis e intentad probar otro día. No debéis caer en el error de añadir azúcar o galletas, ya que empeoráis, y mucho, la calidad nutricional del alimento, aportando azúcar refinado y grasas, camuflando un sabor auténtico, en este caso el de la fruta, que es de lo que se trata: aprender a apreciar con los días o los meses el sabor de los alimentos para disfrutar de ellos y de este modo empezar a instaurar hábitos saludables.

ES EL MOMENTO DE EMPEZAR A INSTAURAR HÁBITOS SALUDABLES

En los primeros años de vida se establecen las preferencias alimentarias, que se modificarán muy poco en la vida adulta, por ello esta etapa es un periodo primordial para instaurar los buenos hábitos alimentarios. A partir de los seis meses parece pronto para enseñar a comer de manera saludable, pensamos: «Bastante tengo con empezar a darle alimentos nuevos», y no falta razón, pero no es tan difícil como parece, solo se trata de respetar algunas reglas muy sencillas:

- *Dar ejemplo*: los niños imitan como método de aprendizaje, y en la alimentación no es distinto; si ven que el resto de la familia come fruta, verdura, cereal integral, etcétera, en su día a día, ellos lo verán como la alimentación habitual que se sigue en casa. Si, por el contrario, algo desgraciadamente bastante habitual, el pequeño, por ejemplo, tiene puré de verduras y pescado hervido y los adultos carne con patatas fritas y ninguna verdura, al principio puede que se coma «su comida», pero a la larga no comerá el puré y querrá la carne con patatas, pues la alimentación habitual que ve en el adulto es esa. Varios son los estudios que muestran que dar ejemplo es el indicador que más repercute en la dieta de los niños.

- *Comer en familia*: también está estudiado y confirmado que aquellos niños que comen en familia tienen menos riesgo de sufrir obesidad, tanto en la infancia como en la edad adulta. A partir del año o año y medio, la alimentación de los niños puede ser casi igual a la de los adultos, y es importante que pequeños y mayores coman lo mismo; no se aconseja hacer «comidas especiales» porque no les va a gustar, es bueno que aprendan a comer de manera equilibrada y saludable. Los niños imitan por instinto a los mayores, y qué mejor que la comida para dar ejemplo, probar y compartir nuevos alimentos. Es el momento perfecto para establecer unos buenos hábitos alimentarios.
- Siempre que se pueda, *producto casero*: cuando preparamos la comida en casa sabemos con qué materia prima contamos y qué cantidad ponemos de cada ingrediente, casi siempre de buena calidad. Por el contrario, si compramos el producto «listo para comer», nunca será tan sano como debería.
- *Evitar los alimentos procesados*, sobre todo los ricos en azúcares y grasas: por desgracia, muchos de los produc-

tos infantiles están «cargados» de azúcares para hacer más atractivo el producto para el paladar de los niños. En los tres primeros años de vida se instauran las preferencias alimentarias, así que si constantemente ofrecemos productos dulces a nuestros hijos, se acostumbrarán a ellos y será casi imposible que después no los coman. También debemos evitar las grasas saturadas (habituales en productos procesados) y en casa cocinar siempre con aceite de oliva.

- *No obligar a comer al niño*: la Agencia de Salud Pública de Cataluña aconseja no obligar a comer a los niños debido al mayor riesgo de sobrepeso. Los adultos debemos escoger alimentos saludables para ofrecérselos a los niños y así promover una alimentación sana, pero debemos dejarles comer la cantidad que los niños consideren, ya que son capaces de regular su ingesta calórica, variando de una comida a otra. Es preferible servir menor cantidad de alimento y, en el caso de tener más hambre, dejarles repetir, pero fomentando repetir en platos como las verduras o las frutas y, en cambio, limitar las carnes.

El problema actual de la alimentación es la normalización de los alimentos muy poco saludables en el día a día. El niño «raro» es el que no toma galletas al menos un par de veces a la semana para merendar, cuando debería ser un alimento de muy bajo consumo, exceptuando las caseras, elaboradas con ingredientes saludables y sin añadir azúcar. ¿Sabéis que podéis endulzar con plátano maduro o dátiles picados?

Os mostramos algunas recetas al final de libro. Se trata de probar opciones diferentes a las que conocemos para que la alimentación diaria sea realmente saludable. Desde el punto de vista profesional, nos llama la atención la preocupación de los padres para que sus hijos coman verduras, fruta o pescado, algo que ha quedado claro que es realmente necesario y beneficioso, mientras que en desayunos o meriendas, se les ofrece bollería o galletas, en muchas ocasiones a diario. Estos actos nos hacen plantear la gran influencia de la publicidad de los productos infantiles vendidos como saludables y el gran trabajo que tenemos por delante. Por eso nos ha parecido interesante dedicar unas páginas en la segunda parte del libro a mostrar ciertas técnicas que utilizan los supermercados para hacernos «picar» y comprar productos, y la importancia de entender bien lo que pone en las etiquetas de los alimentos para convertirnos en consumidores más conscientes que hacen elecciones saludables.

A continuación, iniciamos el tema de los alimentos infantiles y de si son necesarios o no y por qué a veces nos hacen creer que sí lo son, y lo ampliaremos en el siguiente capítulo.

PRODUCTOS ALIMENTARIOS INFANTILES, ¿SON NECESARIOS?

Al recorrer los pasillos de alimentación infantil de los supermercados encontramos muchos productos para los más pequeños cargados de vitaminas, minerales y demás nutrientes aparentemente imprescindibles en su crecimiento. Con tanto producto adaptado y específico por edades, parece como si nuestros peques no estuviesen suficientemente alimentados con una dieta convencional a base de alimentos reales y fuese necesario complementar con todo tipo de productos. Pero ¿realmente son necesarios? EN ABSOLUTO. Conozcamos los más comunes, con sus pros y sus contras.

Leches de crecimiento

Las leches de crecimiento son aquellas que van destinadas a niños a partir del año y no deben confundirse con las leches de fórmula para lactantes, que sustituyen a la leche materna en caso de no darla, que será el alimento exclusivo hasta los seis meses y el principal junto a la alimentación complementaria hasta el año.

En los últimos años se han lanzado varias campañas publicitarias recomendando leches de crecimiento para niños de uno a tres años, promoviendo la idea de ser leches ideales y necesarias para un óptimo crecimiento, además de favorecer un mayor desarrollo intelectual de los más pequeños. Debido a estas campañas, muchos padres nos plantean en la consulta si es necesario comprar estas leches en vez de la leche de vaca tradicional. A partir del año, el organismo del niño está preparado para asimilar una dieta variada que incluya la leche de vaca (a no ser que presente problemas de intolerancias o alergias). Bajo criterio profesional, debemos comentar que las leches infantiles enriquecidas o de crecimiento no son necesarias y que son varios los motivos que avalan este posicionamiento:

- Muchas de ellas (no todas) tienen un aporte calórico mucho mayor que la leche de vaca, por lo que pueden favorecer la obesidad infantil al aportar calorías extras a la dieta.

- Los nutrientes con los que pueden estar enriquecidas estas leches (ácido linoleico, calcio, fósforo, magnesio, cobre, selenio, cromo, molibdeno, manganeso, fluoruro, vitamina A, vitamina E, vitamina K, tiamina, riboflavina, niacina, ácido pantoténico, piridoxina, biotina, ácido fólico, cobalamina, vitamina C…) no son nutrientes que los niños de la Unión Europea presenten de manera deficitaria; por ello, no son para nada necesarias.

- Otros nutrientes que sí pueden aparecer como deficitarios en algunos niños de la Unión Europea (ácido alfa-linolénico, ácido docosahexaenoico, hierro, vitamina D y yodo), evidentemente no en todos, se pueden proporcionar a través de una alimentación adecuada sin necesidad de suplementar.

- Una dieta equilibrada cubrirá todos los nutrientes necesarios para el correcto desarrollo de los niños. En el caso de no seguir una dieta equilibrada, este tipo de leches pueden ayudar a alcanzar los nutrientes deficitarios, pero siempre es mejor que aprendan a comer de manera saludable y equilibrada que poner remedio a una inadecuada nutrición con un alimento enriquecido.

- Además, si nuestros hijos están correctamente nutridos y se les ofrecen leches enriquecidas, puede existir un riesgo de hipervitaminosis, es decir, un exceso de vitaminas, ya que con dos vasos diarios de muchas de estas leches se alcanza el cien por cien de los requerimientos de nutrientes diarios.

Si una alimentación equilibrada proporciona todos los nutrientes necesarios, ¿de verdad queremos invertir el triple de dinero en leches enriquecidas que en una leche de vaca entera? La dieta mediterránea es uno de los mejores ejemplos de dieta equilibrada y saludable, por ello es una opción ideal para que nuestros hijos crezcan de manera sana sin necesidad de enriquecer con alimentos o productos siempre que estén sanos. Además, la Autoridad Europea de Seguridad Alimentaria (EFSA) emitió un informe en el que evaluaba los efectos de las leches infantiles enriquecidas o de crecimiento en los niños y llegaba a la misma conclusión que muchos de los profesionales de la nutrición: que dichas leches no son necesarias en la población sana.

Cereales para bebés

Como comentábamos antes, las papillas de cereales son casi un imprescindible a la hora de empezar con la alimentación complementaria. Son cómodas, llevan todo lo que el bebé necesita y es lo que casi todo el mundo da. Entonces, ¿dónde está el problema? Ni más ni menos, en la gran cantidad de azúcar que aportan muchas de ellas. Si leéis los ingredientes y encontráis la palabra «azúcar», «miel» o similares, debería quedar absolutamente descartada. En el caso de las papillas sin azúcar añadido, deberemos tener en cuenta otro factor, ya que puede tratarse de papillas dextrinadas.

Como ya apuntábamos antes en este capítulo, este tipo de papillas han sido sometidas al proceso de dextrinado, por el cual se «rompe» el almidón para facilitar su digestión.

Rompiendo el hidrato de carbono en moléculas de diferentes azúcares, la papilla se transforma en un alimento mucho más dulce; no se le añade azúcar, pero lo contiene de manera natural en un porcentaje mucho más elevado y, además, el bebé se va acostumbrando al sabor mucho más dulce de lo que en realidad son estos alimentos. Este proceso hace que pueda ofrecerse a los bebés antes de los seis meses, pero si su intestino no está preparado para digerir el almidón, quizás es que no es necesario adelantar su ingesta, ¿no?

También podemos encontrar papillas sin dextrinar, e incluso con cereal integral, que serían la opción más adecuada si decidimos escoger papillas comerciales listas para el consumo. Su sabor no es dulce, es cereal de buena calidad y puede ser un producto infantil adecuado para los niños; eso sí, mucho más caro que comprar el cereal y prepararlo en casa. Y es que también pueden prepararse papillas con avena, arroz, maíz, mijo… y mezclarlo con leche una vez cocido. También pueden comprarse cereales tostados sin añadidos y mezclarlos con maíz, trigo tostado o arroz inflado, fáciles de encontrar en tiendas a granel.

Yogures para bebés

Del mismo modo que el resto de los alimentos para bebés, estamos ante un producto totalmente prescindible. Es más, ni siquiera lo recomendaríamos, pues su contenido en azúcar es elevadísimo. Sin embargo, muchos padres creen que es necesario y empiezan a ofrecerlo desde los cinco meses como opción de merienda (a veces recomendado incluso por el propio equipo pediátrico). Pero hasta que pueda tomar yogur natural sin azúcar a partir de los nueve o diez meses en pequeñas cantidades, la opción debe ser siempre la leche. Los yogures para bebés no están elaborados con un cien por cien de leche de continuación, además de llevar otro tipo de aditivos, y de nuevo los estamos acostumbrando al sabor dulce, por lo que su consumo no aporta ningún beneficio.

Potitos

Aunque cada vez menos, sigue habiendo muchísimos padres que ofrecen potitos preparados a sus hijos en vez de cocinar la comida en casa y triturarla. En este caso, la forma de preparación es adecuada, están cocidos, normalmente al vapor, para mantener los nutrientes, pero su contenido suele dejar mucho que desear. Se elaboran de manera industrial, muchas veces con peor calidad y con un gusto poco parecido a la comida de verdad. Suelen utilizarse grasas vegetales en vez de aceite de oliva para su cocinado y se hace imposible valorar el tipo de carne o pescado añadido. Suelen contener de nuevo grandes cantidades de azúcar para su elaboración, y en ocasiones también sal. Todo adulto prepara alguna comida principal en casa, por lo que añadir más cantidad para poder elaborar los triturados a los pequeños no debería ser un problema; aun así, existen aparatos para cocinar al vapor donde aparecen las medidas exactas y que incluso ofrecen recetas. Los potitos deberían reservarse para momentos puntuales como los viajes, en los que no es posible elaborar la comida a diario.

Potitos de fruta

El potito de frutas aparece como la solución mágica para que los niños que no comen fruta quieran comerla, haciendo creer a las familias que es una buena solución. Dejémoslo claro: ¡no lo es! Nuevamente, el gran contenido de azúcar añadido que aportan es exagerado y no enseñamos a comer a nuestros pequeños. Ofrecedles la fruta natural, entera o triturada, y tarde o temprano, si os ve comerla a vosotros, la comerá.

Galletas para bebés

El mundo de las galletas pretende ser «el paraíso de los niños». Existen galletas en el mercado de todo tipo, incluso para lactantes menores de seis meses. Con todo lo que ya sabéis sobre las necesidades alimentarias de los bebés, no hace falta que os digamos que es una auténtica «aberración». Si es menor de seis meses, os recordamos que debe alimentarse a base de leche materna o de fórmula tal como recomienda la OMS, pero si se ofrecen otros alimentos por consejo del equipo pediátrico, por favor, que sea comida real y no un alimento tan superfluo como las galletas. Una vez más, la industria alimentaria nos quiere «colar un gol». Por muy enriquecidas que vengan en hierro, vitaminas, etcétera, sus ingredientes principales son azúcares y grasas muy poco saludables, que van a potenciar el sobrepeso y un incorrecto aprendizaje, pues los más pequeños descubren el sabor dulce a través de productos que potencian el dulzor al máximo exponente, haciendo que otros sabores dulces que no han sido potenciados no sean bien aceptados, como los de las frutas o las hortalizas. En muchas ocasiones nos comentáis en la consulta que no pasa nada por comer galletas «de vez en cuando», que quizás es algo drástico, pero la experiencia nos muestra que ese «de vez en cuando» suelen ser varias veces por semana, pues incluir un paquete en la cesta de la compra hará que se consuma, que dejen de comer otros alimentos saludables que irían en su lugar. De nuevo queremos recordar que incluso la OMS deja muy claro que no es nada recomendado, pues afirma que no se deberían añadir azúcar ni miel ni edulcorantes en los alimentos o en la dieta de los lactantes y los niños pequeños. Esto incluye todos aquellos alimentos que incluyan la galleta entre sus ingredientes, como papillas con galletas, potitos con galletas, etcétera.

3.

¿Y qué pasa con su alimentación a partir de los dos años?

A partir de los dos años, como hemos comentado anteriormente, la alimentación debería ser casi igual que la del resto de la familia, exceptuando aquellos alimentos que por sus características pueden provocar atragantamiento o aquellos que por su posible contaminación podrían resultar tóxicos y sea aconsejable esperar algo más.

En este periodo destaca la capacidad de aprendizaje; los padres y demás educadores somos el gran referente, y los niños confían en nosotros. Por ello, podemos potenciar aún más los buenos hábitos alimentarios y el placer por la comida dando importancia no solo a los aspectos nutricionales, sino también a aspectos más sensoriales, de forma que potenciemos los colores, olores, sabores, texturas…, y los dejemos experimentar con la comida. Se trata, en definitiva, de que aprendan a disfrutar de la comida y con ella.

A partir de los tres años, coincidiendo con la escolarización obligatoria, se acentúa la independencia respecto al adulto para realizar las acciones cotidianas, entre ellas comer solos. Ya no estaremos para controlar todo lo que come o deja de comer, por lo que ofrecerle alimentos saludables para llevar a la escuela y verificar que los menús escolares sean adecuados representa un papel primordial para que sigan alimentándose de manera saludable.

SIGAMOS POTENCIANDO LOS BUENOS HÁBITOS SALUDABLES

Para mantener un buen estado de salud, la alimentación desempeña un papel importante. A partir de los dos años debemos seguir manteniendo los consejos que pueden aplicarse a los bebés de seis meses, incluso potenciarlos, puesto que a partir de esta edad los niños podríamos decir que se «enteran» absolutamente de todo. Nos observan para aprender y repiten tanto nuestras palabras como nuestra manera de actuar, lo que también incluye la alimentación. Debemos seguir comiendo en familia siempre que se pueda para dejarles probar nuevos alimentos, compartir experiencias y enseñarles a disfrutar de la comida. Mantendremos alejados los productos procesados y promoveremos en el día a día una dieta saludable. Así, a medida que crezcan, serán ellos mismos los que escojan alimentos saludables, pues lo habrán vivido como «algo normal» en sus casas. Debemos potenciar los vegetales frente a las carnes y pescados, por lo que se trataría de consumir mayoritariamente y a diario frutas, verduras, frutos secos, cereales integrales, legumbres, aceite de oliva y agua; incluir varias veces a la semana carne blanca, pescado, leche y huevos; realizar un consumo puntual semanal de carne roja, y evitar los productos superfluos, casi todos ellos procesados, como galletas, bollería, comida precocinada, *snacks*, refrescos, zumos, dulces, etcétera.

Conozcamos qué no debe faltar en nuestras mesas:

- **Variedad**: no existe un alimento que contenga todos los nutrientes que necesitamos, por lo que es necesario comer variado para obtener las grasas, proteínas, carbohidratos, vitaminas y minerales que el organismo necesita, siempre a base de alimentos frescos y poco procesados.
- **Cinco piezas de fruta y verdura al día**: en concreto, dos raciones de verdura y tres raciones de fruta al día. Las frutas y las verduras son alimentos que deben estar presentes a diario en la alimentación de todos, puesto que aportan vitaminas, minerales, antioxidantes y fibra, todos muy necesarios para mantener un buen estado de salud. Las verduras pueden estar presentes en la comida y la cena o bien ofrecerse entre horas como tentempié, como una zanahoria, tomatitos cherri con queso fresco… Las frutas pueden servirse como postre, acompañando ensaladas, en el desayuno, entre horas…
- **Hidratos de carbono cada día**: son una excelente fuente de energía de consumo diario. Se aconseja escoger cereales de grano entero, es decir, integrales, en todas sus versiones: arroz integral, avena, quinoa integral, maíz, pan integral, pasta de trigo integral…, y cocinarlos de forma variada para que la comida no resulte monótona; pueden prepararse en forma de ensalada, como un arroz tres delicias casero al que se le añaden muchas verduras o en

forma de paella o de pasta con verduras, en ensalada con huevo. Hay muchas opciones.

- **No olvidar las legumbres**: se aconseja dar legumbres tres o cuatro veces a la semana, ya que son una muy buena fuente de proteínas, carbohidratos y fibra. Son un alimento muy versátil que puede servirse como plato principal, por ejemplo, unas lentejas guisadas, acompañar un segundo plato, como alubia blanca salteada con ajitos, o servirse como tentempié preparando puré de garbanzos (humus) con palitos de pan o trocitos de zanahoria o pepino.

- **Grasas sí, pero saludables**: por norma general, las grasas tienen una connotación negativa, pero debemos distinguir entre las saludables y las que no lo son. Las que están presentes en carnes, embutidos, mantequillas, helados o bollería son grasas poco saludables. Las presentes en el aceite de oliva virgen, los frutos secos, el aguacate o el pescado azul, son grasas saludables, pues aportan grandes beneficios para la salud. No nos cansaremos de recordar que el aceite de oliva virgen debe ser la elección principal tanto para cocinar como para aliñar los platos.

Hace ya unos años, un estudio publicado en la revista científica *Nature* nos explicaba que los adipocitos, las células que almacenan las grasas, se crean en la infancia, por lo que cuanto peor sea la alimentación en este periodo y más sedentarios sean los niños, más adipocitos se crean. Si llegamos a la edad adulta con un gran número de adipocitos y engordamos, no generaremos más adipocitos, sino que los que tenemos crecerán de volumen y generarán sustancias que pueden provocar diabetes o hipertensión. Conclusión: cuantos más adipocitos, mayor facilidad de engordar y mayor riesgo de sufrir enfermedades, pues hay más células donde almacenar grasa. En la edad adulta, pese a hacer dieta, estos adipocitos no se pueden eliminar; podrán reducir su tamaño, pero no eliminarse. Por lo que desde tempranas edades estamos marcando la salud en la edad adulta, de ahí que la alimentación del niño deba ser saludable siempre, aunque el sobrepeso no sea el problema, pues marcará su salud futura.

¿Y en el comedor escolar?
Según varias entidades oficiales de los gobiernos de diferentes comunidades autonómicas, el papel del comedor escolar en la alimentación de los niños es crucial. Esta afirmación es totalmente coherente, pues el entorno escolar es un espacio idóneo para promover una alimentación saludable al ofrecer a los niños alimentos adecuados desde el punto de vista nutricional y dietético, tanto en los menús de mediodía como en las posibles propuestas de almuerzos y meriendas. No olvidemos que el acompañamiento de los adultos, en este caso del profesorado y los monitores durante las comidas, debe ser respetuoso, sin presionar ni obligar a los niños a acabarse todo lo que está en el plato. Es también una buena oportunidad para conocer, respetar y valorar la diversidad de costumbres y creencias, tanto de la zona, con un menú que integre platos tradicionales festivos, como platos de diversas culturas aprovechando la diversidad racial de los niños que acudan al colegio.

CUESTIÓN DE CANTIDAD, SOLO HAY QUE ADAPTAR LAS RACIONES

A partir de los dos años la comida debería ser igual para toda la familia, es decir, los niños y los adultos seguirán las mismas recomendaciones dietéticas simplemente adaptando las raciones, orientándonos por edad y respetando su nivel de saciedad, siempre que los adultos sigan una dieta saludable, claro está. Para ello, la frecuencia de consumo de los alimentos es apta para toda la familia:

Grupo de alimentos	Frecuencia de consumo
Farináceos (preferentemente integrales)	En cada comida
Verduras y hortalizas	Como mínimo en comida y cena
Fruta fresca	Como mínimo, tres al día
Frutos secos (crudos o tostados)	De 3 a 7 puñados a la semana
Leche, yogur y queso	2 o 3 veces al día
Carne, pescado, huevos y legumbres	2 veces al día
Carne magra y blanca	3 o 4 veces a la semana (máximo 2 veces a la semana carne roja)
Pescado	3 o 4 veces a la semana
Huevos	3 o 4 veces a la semana
Legumbres	3 o 4 veces a la semana
Agua	En función de la sed
Aceite de oliva virgen extra	Para aliñar y cocinar
Alimentos superfluos: bebidas azucaradas y zumos, embutidos, patatas chips, chucherías, bollería, postres lácteos, galletas, etc.	Cuantos menos, mejor

Fuente: «L'alimentació saludable en l'etapa escolar», de la Agencia de Salud Pública de Cataluña, 2017.

A modo de recordatorio, las carnes blancas son las carnes de aves y conejo. Las carnes rojas son las de buey, ternera, cerdo, cordero, caballo o cabra. Los embutidos no se consideran carne, puesto que en una gran proporción llevan grasas. También es importante destacar que el pescado debe diversificarse, y comer tanto blanco como azul, y preferentemente de pesca sostenible. Las legumbres son un alimento de origen vegetal muy completo y debido a su composición nutricional pueden considerarse tanto ricas en hidratos de carbono como en proteínas (sustituyendo a la carne, al pescado o al huevo), por lo que pueden estar tanto en un grupo como en otro a la hora de planificar los menús.

Estas recomendaciones son para familias que siguen una dieta omnívora, la más representativa en nuestra sociedad. Pero, claro está, esto no quiere decir que sea la única dieta saludable, puede ser igual de buena dieta una dieta vegetariana, una dieta sin lácteos, etcétera, como veremos en capítulos posteriores; se trata, simplemente, de que estén bien planificadas para cubrir las necesidades nutricionales y energéticas.

En la actualidad, se recomienda que las cantidades de alimentos se adapten individualmente y en función del hambre expresada por el niño, tanto que en las últimas guías redactadas no se ofrecen cantidades; pese a ello, sois muchos los padres preocupados por tener una orientación, por ello, y con nuestro consejo de no seguirlo al pie de la letra, sino como una simple guía, os mostramos las cantidades de alimento que se pueden ofrecer en las diferentes comidas a lo largo del día. En el caso concreto de las proteínas, las cantidades entre los dos o tres años deben ajustarse, tal como indicamos en el capítulo anterior:

Grupos de alimentos		3-6 años	7-12 años
Lácteos	Leche	1 vaso	1 vaso
	Queso	25-30 g	50-60 g
Cereales, legumbres y tubérculos	Legumbres, arroz, pasta (plato principal)	50-60 g	60-80 g
	Legumbres, arroz, pasta (guarnición)	20-25 g	20-25 g
	Patata	90-100 g	90-100 g
	Pan	30 g	30 g
Verduras	Plato principal	120-150 g	120-150 g
	Guarnición	60-75 g	60-75 g
Carnes, pescados y huevos	Carne	50-70 g	80-90g
	Pescado	70-80 g	100-120 g
	Huevos	1 unidad	1-2 unidades
Fruta	Fruta fresca	80-100 g	150-200 g

Elaboración propia (peso neto de los alimentos en crudo).

NO QUIERE COMER..., ¡QUE NO CUNDA EL PÁNICO!

Muchos padres de niños en edad preescolar (de dos a cinco años) acuden a la consulta pediátrica angustiados porque su hijo no come suficiente. La mayoría de estos niños que rechazan la comida tienen un apetito adecuado para su edad y ritmo de crecimiento. Durante el primer año de vida, los niños comen y crecen a un ritmo muy rápido, y estamos acostumbrados a que tengan mucha hambre. Aproximadamente a partir del año y medio, el ritmo de crecimiento disminuye hasta un 20 o un 30 % con respecto al que tenía durante el primer año. Como consecuencia, y de manera natural, los niños tienen menor apetito porque necesitan menos energía que en los años anteriores. A esto se le suma la etapa del «NO», aproximadamente a los dos años. A esa edad la palabra «NO» parece ser su favorita durante un periodo de tiempo, pero es normal y beneficioso, pues están descubriendo y haciendo patente su propia personalidad. Aun así, vamos a asegurarnos de que lo estamos haciendo todo correctamente para quitarnos los temores porque no quieren comer. ¿Qué debemos tener en cuenta?

Aseguraos de que el niño no sufre ninguna enfermedad
Si de manera habitual el niño no tiene hambre, hay que descartar que esta inapetencia sea un síntoma de cualquier enfermedad. Hay que observar si el resto del día el niño actúa de manera diferente o es solo durante las comidas. Debéis consultar al pediatra en caso de que exista cualquier sintomatología (dolor abdominal, fiebre, náuseas…).

Ofrecedle alimentos nuevos de manera gradual
Si se desea introducir un alimento nuevo, debe hacerse al empezar a comer. Si el alimento es rechazado, no os preocupéis, es habitual que se necesiten entre ocho o diez exposiciones antes de que el niño acepte cualquier novedad en su

dieta. En caso de que rechace el alimento en varias ocasiones, ofrecedlo junto a otro alimento que sí le guste comer. Y si un alimento en concreto no le gusta, no pasa nada.

No lo premiéis ni lo castiguéis con comida
Ofrecer un alimento como premio o castigo puede condicionar al niño en sus elecciones. Por ejemplo: «Si te terminas la verdura, te daré chocolate», así se condiciona al niño a asociar el chocolate como algo bueno al ofrecerlo como premio. Otro ejemplo: «Si no te portas bien, comerás verduras», así el niño asociará que las verduras son malas, ya que las ofrecemos como castigo. Es una estrategia equivocada que no ayuda a enseñar unos adecuados hábitos alimentarios.

No ofrezcáis alimentos superfluos entre horas
Sobre todo en el caso de aquellos niños que comen poco, debéis limitar el consumo de alimentos poco nutritivos entre horas, como, por ejemplo, golosinas, zumos envasados en vez de agua, refrescos azucarados, bollería, chocolate, dulces antes de las comidas… Le quitarán el hambre sin proporcionar nutrientes de buena calidad.

Si tienen hambre, antes y al final, les ofrecemos algo que sea nutritivo y sirva para alimentarlos realmente: una pieza de fruta a trocitos, aceitunas de calidad, trocitos de queso, algún fruto seco crudo, una zanahoria, tomates cherri, un trozo de pan con tomate y aceite de oliva virgen extra…

No mantengáis la tomas de leche como antes del año

Tal como hemos comentado, hasta el año de vida la leche es fundamental, pero a partir del año debemos ir ofreciendo diferentes alimentos para cubrir nutrientes tan necesarios como el hierro. Si un niño de dos años sigue realizando tomas durante la noche, llorando y pidiendo leche, es probable que esté saciado y durante el día no tenga demasiado interés por la comida.

Procurad que realicen actividad física

Está demostrado que realizar ejercicio físico moderado abre el apetito. Correr, saltar, montar en bicicleta o triciclo son buenas opciones, además de ayudarlos en el desarrollo psicosocial y motriz.

Sois el mejor ejemplo de los pequeños de la casa

Una vez más, insistimos en que los niños deben comer con la familia. Una buena actitud familiar frente a la comida será suficiente para que a medida que pasan los años los más pequeños aprendan a comer de manera saludable. La imitación es más efectiva que cualquier explicación.

Presentación de los platos y participación

No solo el sabor desempeña un papel primordial en la aceptación de los platos; color, olor y textura atraen o repelen los gustos de los pequeños. A medida que se hacen mayores, participar en la elaboración de las comidas ayudará a que acepten mejor los platos.

Enriqueced los platos

Si realmente existe una inapetencia por parte del niño, puede incrementarse el aporte calórico y nutritivo de los alimentos sin aumentar el tamaño de los platos; ahí van algunos ejemplos:

- En las sopas, cremas y purés podéis añadir leche en polvo, picatostes, queso o huevo duro troceado.
- Las verduras pueden rehogarse con aceite de oliva y añadirles frutos secos.
- Las legumbres o los arroces pueden sofreírse o añadirles trocitos de pescado o carne de buena calidad.
- En las pastas pueden añadirse salsas de tomate, carne picada de buena calidad, espolvorear queso rallado por encima…
- Las carnes y los pescados pueden empanarse con pan rallado o picada de frutos secos.
- Al postre se le pueden añadir frutos secos, fruta o cereales integrales.

Aun así, como mencionamos en el capítulo anterior, la Agencia de Salud Pública de Cataluña (ASPCAT), junto con la Asociación de Dietistas-Nutricionistas, la Sociedad de Pediatría y las Asociaciones de Madres y Padres, entre otros, han elaborado un documento en el que se recogen varias recomendaciones para la comida de los niños. Una de las principales conclusiones que propone el documento es que el adulto escoja qué, dónde y cómo comer, pero deje libertad para que el pequeño decida cuánto. Conozcamos algunos porqués:

- Existe mayor probabilidad de que los niños tengan sobrepeso u obesidad, uno de los principales problemas de salud pública mundial. En España, el 23,2 % de los niños sufre sobrepeso y un 18,1 %, obesidad, es decir, más del 41 % de los niños no tiene un peso saludable.
- Mayor probabilidad de sobrepeso u obesidad en la edad adulta.
- Puede aumentar la resistencia a comer determinados alimentos, lo que creará aversiones y otras conductas que pueden extenderse a la edad adulta.
- Ajustar la cantidad de alimento a lo que come el niño y no a las cantidades marcadas en las tablas contribuye a reducir el desperdicio alimentario.

¿Qué otros consejos muy útiles nos aporta el documento?
- Dejar comer la cantidad de alimento que el niño considere, ya que son capaces de regular su ingesta calórica, variando de una comida a otra. Varios son los estudios que demuestran que los adultos hacen comer más cantidad que la que marca la señal de autorregulación innata en los niños, es decir, se los hace comer más de lo que indica su sensación de saciedad.
- Los adultos deben acompañar las comidas de manera respetuosa, sin coaccionar, teniendo en cuenta los gustos y la sensación de hambre de los niños, y esto no afecta solo

a los padres, sino a cualquier cuidador: canguros, abuelos, monitores de comedor…

- Los adultos deben escoger alimentos saludables para ofrecérselos a los niños y así promover una alimentación sana.
- Los adultos deben ser un ejemplo de alimentación saludable.
- No hay que utilizar ni el castigo ni la recompensa por acabarse un plato, varios son los estudios que demuestran que no sirven en absoluto, tampoco las frases habitualmente utilizadas como «Te harás fuerte» o «Crecerás mucho», dado que se consigue el efecto contrario: es un alimento menos agradable y comen menos.
- Las raciones estándares de tablas infantiles son exactamente eso, estándares, no son exactas y pueden no cumplir las necesidades reales de algunos niños. Así deben servir de guía, pero no hay que tomarlas al pie de la letra; algunos niños pueden comer cantidades menores a las recomendadas, pero si su crecimiento es progresivo, no necesitan mayor cantidad.
- Debemos animarlos a probar nuevos alimentos para fomentar la diversificación dentro de una alimentación saludable en vez de insistir en que se acaben la comida. Quizás os haya pasado que le encanta una fruta en concreto y como le gusta y es bueno que la coma, siempre le damos la misma. Pues bien, puede que llegue un día que no la quiera simplemente porque se cansa de comer siempre lo mismo, por eso es bueno variarlas, así que, aunque le pongáis una pequeña cantidad de la que le gusta, po-

nedle también otras. Muchos días quizás no las quiera, pero un día probará una fruta nueva y se quedará entre sus elecciones.

- Es preferible servir menos cantidad y dejarlo repetir si lo desea, fomentando repetir en platos como las verduras o las frutas y, en cambio, limitar las carnes.
- Lo ideal es que los niños coman en un tiempo no inferior a treinta minutos y en un ambiente tranquilo, y no obligarlos a quedarse sentados en la mesa más allá de un tiempo razonable.

Puedes pensar que todo esto está muy bien, pero que tu pequeño es el «típico cliché»: no quiere ni fruta ni verdura ni pescado. ¿Por qué ocurre? No existe una única causa a la que podamos «echar la culpa», son muchos los factores que juegan en contra. Desde el ejemplo de los padres, pasando por la publicidad de los productos infantiles, la mayoría de ellos nada recomendados, hasta el consumo entre horas de alimentos calóricos e insanos (bollería, chucherías, galletas, zumos…) que harán llegar con poca hambre a las comidas principales, además de aumentar su umbral de dulzor. Algunas características de los propios alimentos pueden crear cierto rechazo; entre las frutas y las verduras, su acidez o textura puede no atraerlos y el pescado suele ser problemático por las espinas. De nuevo, dar ejemplo, no utilizar alimentos como premio o castigo, no obligarlos ni hacérselo comer a la fuerza y respetar sus gustos y dejarles participar en la compra y en las preparaciones puede ayudar a que acepten mejor los alimentos. También podemos utilizar «trucos» para potenciar el consumo de alimentos saludables que podéis encontrar en el capítulo: «Comidas en familia».

En conclusión, debemos ser más insistentes en que prueben nuevos alimentos que en centrarnos en la cantidad que deben comer de cada uno de ellos.

Un adolescente en casa

Tener un adolescente en casa es toda una aventura. De repente no sabes cómo ni cuándo ni por qué aquel niño ha dejado de serlo y se ha convertido en «otra cosa», dicho con todo el cariño. Personitas con cuerpos en desarrollo, emociones a flor de piel, reacciones explosivas…, y que tienen… ¡mucha hambre! Sí, porque una de las cosas que más se notan en una casa con adolescentes es que las neveras pasan de cien a cero en muy poco tiempo y que siempre hay que estar abasteciéndoles de combustible. Aquí, el ritmo de vida de hoy, las prisas, las diferencias de horarios con ellos, etcétera, pueden jugarnos malas pasadas y hacer que, como padres, les dejemos cualquier cosa para comer, no cenemos con ellos, no prestemos atención a lo que pican cuando están fuera… El ámbito del colegio, el comedor escolar, el bocadillo del recreo, entre otros, han pasado a la historia y nuestros hijos empiezan a andar sueltos y a decidir qué, cuándo y cuánto comer. Asusta, ¿verdad? Por eso, aquí van unas líneas para plasmar algunos consejos que, como madres de adolescentes, creemos que os serán útiles para entender por qué tienen tanta hambre, qué ofrecerles y por qué. Sin olvidar, eso sí, que son adolescentes y que, como hicimos nosotros a su edad, el disfrute también forma parte de esta etapa vital tan intensa y emocionante.

QUÉ HAMBRE TIENEN

Empecemos por el principio: a partir de los dos años la alimentación se basa en los mismos pilares que la de un adulto, por tanto, la de un adolescente tendrá las mismas características, adaptadas, eso sí, a la etapa en la que se encuentran. Es habitual que la pubertad comience entre los ocho y los diecisiete años, según el caso. En las niñas la edad de inicio es a los once años y en los niños, un poco más tarde, hacia los doce. En los últimos años se está produciendo un adelanto en la edad de inicio de la adolescencia (las niñas tienen la menstruación a edades más tempranas) y la explicación, según los especialistas, habría que buscarla en las mejoras en la calidad de vida, en la salud y en la nutrición.

Los cambios normales en esta etapa son:

- Aceleración y desaceleración al final de esta etapa del crecimiento óseo y de los órganos internos.
- Cambios en la composición corporal.
- Maduración sexual del aparato reproductor y de los caracteres sexuales secundarios.
- Aumento de talla.
- Aumento del peso por aumento de la masa muscular y de la densidad de los huesos.
- Redistribución de la grasa corporal.

- Crecimiento de los órganos internos: cerebro, hígado, riñón o corazón.

Ante todos estos cambios (físicos, sexuales, psicológicos) que se experimentan en esta etapa, es especialmente importante prestar atención a la alimentación, ya que aumentan las necesidades de nutrientes. Y es que, sin el aporte adecuado de energía y nutrientes, se pueden producir alteraciones y trastornos de salud que es posible prevenir fácilmente con una alimentación sana, variada y equilibrada, acompañada siempre de la práctica de ejercicio físico.

Algo muy evidente en esta etapa es que aumenta, y mucho, su apetito, al menos es nuestra experiencia. Por eso, como una de nosotras tiene nada menos que dos jovencitas de quince y doce años en casa, podemos decir con conocimiento de causa que es básico instaurar buenos hábitos, así como explicarles qué deben comer y cuántas comidas conviene que realicen a lo largo del día, para asegurar un aporte óptimo de nutrientes y energía, sin excesos, pero también sin carencias, y haciendo hincapié en que no todo vale para saciar el hambre, algo que puede resultar especialmente difícil cuando lidias con uno o dos. Sobre todo cuando vuelven de entrenar y son incapaces de esperar a la cena.

También hay que tener en cuenta que es difícil determinar una única dieta ideal para todos los adolescentes, ya que las necesidades reales de cada uno dependen de muchos factores, como son: edad, sexo (la distribución de la grasa corporal es diferente según el sexo, pues mientras en los chicos aumenta el tejido no graso –esqueleto y músculo–, en la chicas se acumula más cantidad de grasa en diferentes zonas corporales), práctica de ejercicio, esfuerzo intelectual, cambios en la pubertad, estirón…, y porque no hay una única dieta válida.

Lo que está claro y como padres ha de movernos es tener en cuenta que una buena alimentación instaurada desde la infancia y la adolescencia ayudará a evitar el sobrepeso y la obesidad, un problema creciente que, debido a los malos hábitos alimentarios, la comida rápida y el sedentarismo, se ha convertido en la epidemia del siglo XXI. Además, en esta etapa adquiere gran importancia la imagen corporal, y sobre todo las chicas manifiestan miedo a engordar y empiezan a compararse entre sí, lo que puede llevarles al otro extremo: realizar dietas muy restrictivas y sumamente perjudiciales para la salud.

Junto con la dieta, como veremos, es fundamental fomentar siempre, pero sobre todo en esta etapa, la práctica de actividad física. Al final del capítulo daremos algunas recomendaciones al respecto.

DESMONTANDO SU DIETA FAVORITA

Partamos del ideal: los adolescentes deberían llevar una dieta ordenada y equilibrada, en sintonía con sus requerimientos nutritivos. Se trata de que tengan un crecimiento óptimo y de reducir al máximo los trastornos nutricionales más frecuentes en esta etapa.

Una alimentación equilibrada a estas edades debe contener macronutrientes y micronutrientes y aportar una cantidad de calorías mayor que en el resto de etapas de la vida, pudiendo alcanzar en un día normal las 3.000 kcal.

- **Proteínas:** para conseguir la proteína necesaria deben priorizarse las carnes blancas, como el pollo, el pavo, o el conejo, frente a las rojas, como el cordero, la ternera o el cerdo. Otras fuentes de proteínas son los huevos, los pescados, la leche, los derivados lácteos y las legumbres.
- **Grasas:** este grupo merece especial atención, pues su fuente favorita de grasas suele ser la formada por *pizzas*, salchichas tipo *frankfurt*, hamburguesas…, y su valor nutritivo suele ser bajo y, por el contrario, de alto valor calórico. Ha de utilizarse el aceite de oliva virgen como grasa principal, incluso para freír, por ser un aliado de su crecimiento, tanto físico como intelectual, y fomentar el uso de otras grasas mono y poliinsaturadas presentes en los frutos secos (crudos), las olivas, el aguacate, el pescado azul…
- **Hidratos de carbono:** son los nutrientes que aportan la energía necesaria para el día a día. Esencialmente deberán ser hidratos de carbono complejos (patatas, cereales, legumbres, arroz…) y potenciaremos la versión de grano entero, es decir, integral. Suelen ser de sus favoritos, así que aprovechemos para presentarlos de diferentes maneras; en capítulos posteriores encontraréis ejemplos muy apetecibles.
- **Fibra:** es un nutriente indispensable, y muy «abandonado» en esta etapa, pues las fuentes principales de fibra son las verduras, las frutas, la pasta y el arroz integral.

Ayuda, entre otras funciones, a regular el tránsito intestinal, a transportar otros nutrientes dentro del cuerpo, etcétera.

- **Agua**: nuestro organismo necesita aproximadamente tres litros diarios, de los cuales casi la mitad la obtenemos del consumo de alimentos y la otra mitad necesitamos introducirlas mediante bebidas. Es importante, por tanto, explicarles la importancia del agua como bebida principal y que entiendan que los refrescos deberían ser de consumo esporádico por su contenido en azúcares y poco más. No se trata de una tarea fácil para los padres, pero es importante llevarla a cabo y predicar con el ejemplo. En casa, siempre agua.

- **Calcio y vitamina D**: entre los once y los trece años los huesos alcanzan el 25 % de lo que será la densidad mineral ósea del futuro. Por tanto, un aporte de calcio resulta fundamental, ya que favorece la formación de unos huesos fuertes y previene problemas de osteoporosis en la vida adulta. Tampoco olvidar la vitamina D, pues ayuda a fijar el calcio en los huesos; sin ella apenas se absorbe el calcio dietético, por lo que su consumo es tan necesario como el calcio. La principal fuente de calcio son los lácteos, pero no es la única: otras fuentes ricas en calcio son los frutos secos (principalmente las avellanas y las almendras), las legumbres, las semillas de sésamo, las pipas de girasol o los pescados pequeños cuya espina también se come, como las sardinas o los boquerones. La vitamina D puede obtenerse a través de la dieta, en alimentos como el pescado azul, los lácteos, el huevo, y sintetizarse en la piel a través del contacto de esta con los rayos ultravioletas del sol.

- **Hierro:** también muy importante para el desarrollo y el crecimiento, junto con el zinc. En las mujeres la primera causa de deficiencia de hierro es la pérdida de sangre durante la menstruación, por lo que es un mineral básico en la dieta, sobre todo de las chicas a partir de su primera regla.

- **Zinc:** no suele haber déficits porque su aporte ya queda cubierto si se sigue una dieta completa y equilibrada, pues los alimentos de origen animal lo contienen en cantidades importantes. Debe prestarse atención si se sigue una dieta vegetariana, fomentando el consumo de cereales integrales, legumbres, frutos secos y quesos (en el caso de lactovegetarianos).

- **Vitaminas:** en general, los requerimientos de vitaminas son mayores en épocas de crecimiento rápido como es el caso de la adolescencia, pero quedan cubiertas con el aumento de las ingestas, por lo que los adolescentes sanos no necesitan complementos vitamínicos ni de minerales; tan solo es necesaria una dieta equilibrada.

MONTANDO UNA DIETA ADECUADA

A medida que el niño crece, los padres vamos viendo cómo dejamos de ser el modelo, la referencia única en la que se apoyaban para actuar, decidir…, y se abre paso el a veces inquietante círculo del grupo de amigos como referente. La opinión de los amigos, lo que hacen, lo que dicen… son ahora lo importante, y la nuestra ha bajado varios peldaños en su lista. Y eso por no hablar de la influencia que blogueros y *youtubers* tienen en estas edades; algo que, aunque vemos a diario en nuestros hijos, no deja de sorprendernos. Lo que hacen, dicen, llevan, prueban… se considera «lo más» y acaban convirtiéndose en verdaderos gurús que pueden influir, y mucho, en sus hábitos en muchos ámbitos.

Y es que hoy en día, debido al entorno en el que vivimos, la influencia de los grupos de amigos a estas edades, así como de los mensajes publicitarios y de las redes sociales, hace que sea habitual que los adolescentes cometan errores en su conducta alimentaria. Entre los malos hábitos dietéticos que suelen caracterizar la alimentación de los adolescentes, destacan:

- El desorden: suelen saltarse comidas, sobre todo el desayuno, y salen de casa con el estómago vacío para acabar comiendo algo malsano a media mañana. Además, suelen picar muchos alimentos procesados a todas horas.
- Salen más: son más mayores y realizan más comidas fuera de casa que antes, con el riesgo que conlleva la elección del lugar.
- Apetencia por los alimentos azucarados (refrescos, dulces…) y ricos en grasas (especialmente saturadas), como bollería, embutidos grasos o precocinados, y también con elevado contenido en sal.
- Aparición de ciertas manías y obsesiones con respecto al físico y a la imagen corporal, lo que puede llevarlos a realizar dietas para adelgazar sin control médico.

Frente a este panorama, la recomendación, como sucede con los adultos, es que el adolescente coma lo más variado posible. No olvidemos que el entorno familiar y escolar es de una gran importancia a la hora de educar al niño en la alimentación, porque se le debe explicar la necesidad de consumir todo tipo de alimentos. Una dieta saludable sería:

- **Un buen desayuno** y, si no tienen hambre al levantarse, que el tentempié del recreo sea a base de pan en todas sus formas (bocadillo, palitos…) y un *brik* de leche sin azúcar o fruta. Se debe fomentar un desayuno adecuado, que ofrezca alimentos saludables para afrontar la jornada con energía, y no hacer comidas demasiado copiosas. El desayuno puede incluir un lácteo (leche, yogur natural, queso…), un cereal (avena, mijo, maíz, pan de cualquier cereal…) y una fruta. De todas formas, esta fórmula no es inamovible, como veremos al final del libro.
- **Un abanico amplio de alimentos**, de manera que consuman productos de todos los grupos. Así, en las comidas y las cenas se debe favorecer el consumo de legumbres, pescados, cereales, ensaladas y verduras. Hay que moderar la ingesta de carnes, fomentar el consumo de aceite de oliva frente a otros aceites y grasas, como mantequillas y margarinas, y limitar el consumo de bollería para dejarlo como opción en situaciones muy puntuales, por su elevado contenido en azúcares y grasas saturadas, igual que de refrescos azucarados y de zumos de frutas envasados.

- **Aumentar el consumo de agua** en comparación con otro tipo de bebidas como los refrescos, que mayoritariamente contienen azúcares y aditivos.

- **Asegurarse un buen aporte de lácteos**: leche, yogur y queso. Deben consumir de dos a tres porciones de lácteos al día escogiendo los bajos en grasa y evitando el abuso de helados y quesos grasos, pero manteniendo la leche entera (o, en su defecto, semidesnatada) y el yogur natural, puesto que los últimos estudios muestran que no hacen aumentar el colesterol como se creía años atrás y que su aporte de vitamina D es realmente necesario.

- **Carne, pollo, pescado, legumbres, huevos y frutos secos**: proporcionan vitaminas, proteínas, y minerales. Un adolescente puede consumir entre dos y tres raciones diarias de alimentos proteicos. Se deben elegir las preparaciones con poca grasa: a la plancha, al horno o a la brasa, y evitar las fritas o rebozadas. En cuanto a los huevos, se puede tomar hasta un máximo de uno al día; lo recomendable es al menos tres o cuatro a la semana, para no desplazar a otros alimentos saludables. Se ha visto que, si bien contiene colesterol, no es el del huevo el que contribuye a elevar los niveles de colesterol en sangre, sino el de otros alimentos ricos en grasas saturadas modificadas, como las grasas trans.

- **Verduras y hortalizas**: proporcionan vitaminas y minerales, por lo que se deben ingerir al menos dos raciones al día. Pueden comerse crudas o cocinadas y deben ser variadas, de ese modo aportamos una gran gama de nutrientes. Hay que potenciar la verdura cruda, pues suele tener mejor acogida entre los adolescentes y mantiene mejor todas sus propiedades. Se aconseja aliñarla con aceite de oliva virgen extra y evitar, en cambio, los aderezos envasados.

- **Frutas**: son una fuente de vitaminas, especialmente la C gracias a los cítricos. Se debe comer fruta fresca diariamente, entera y bien lavada, al menos tres piezas al día y que una de ellas sea un cítrico. Los zumos de fruta envasados no son nutritivos ni pueden considerarse fruta.
- **Pan, cereales, pasta y arroz**: proporcionan carbohidratos, vitaminas, minerales y fibra. Se deben elegir mayoritariamente las versiones integrales.

En el marco de una dieta así, pueden tener cabida aquellos alimentos que más les gustan, léase *pizza*, pasta, hamburguesa, patatas fritas… Eso sí, si se las ofrecemos nosotros, que estén cocinadas de manera casera y con ingredientes de calidad: una *pizza* o pasta casera elaborada con una salsa de tomate natural, una hamburguesa con carne de verdad con mucha menos grasa de las que venden preparadas, unas buenas patatas fritas en aceite de oliva virgen extra…, pueden convertirse en opciones adecuadas si forman parte de un menú en el que no falten las hortalizas y las verduras (un buen plato de ensalada) y una fruta de postre. El secreto está en los ingredientes y en la forma de prepararlos. Pueden convertirse, además, en momentos para compartir en familia y que vean que todos podemos disfrutar con las mismas cosas.

Lo que debemos evitar es incorporar en la cotidianidad el frecuentar establecimientos de comida rápida, no debemos ser nosotros quienes fomentemos este tipo de establecimientos, pues oportunidades se les presentarán seguro a lo largo de la semana junto a los amigos, y también sabemos, porque nos ha pasado, nos pasa y nos pasará, que lo prohibido tienta más, y si nos obcecamos en decirles que no vayan, puede ser peor, así que dejemos espacio para lo que les gusta siempre que dejemos claro que no debe ser la norma.

CUIDADO CON LA MODA DE LAS BEBIDAS ENERGÉTICAS

Volviendo a casa en metro por la tarde es habitual encontrarse con grupos de adolescentes que van a entrenar, vuelven a casa, quedan para estudiar… Si hasta hace poco llevaban un refresco en la mano, ahora sorprende ver cómo este ha sido desplazado por las bebidas energéticas, algo que pone bastante los pelos de punta si tenemos en cuenta qué tipo de bebidas son, pues se las toman como si de agua se tratase.

Se consideran bebidas energéticas aquellas bebidas no alcohólicas que contienen azúcar, cafeína, taurina, algún tipo de vitaminas y extractos de hierbas y que se promocionan a menudo como «estimulantes y energizantes». Es importante diferenciarlas, ya que muchas veces se confunden, de las bebidas para deportistas, diseñadas para la recuperación tras una actividad física intensa debido a su aporte en sales minerales y azúcar.

El problema de este tipo de bebidas energéticas radica precisamente en su composición:

- Grandes cantidades de azúcar simple.
- Cafeína: una lata contiene aproximadamente 300 o 400 mg, dependiendo de la marca comercial, equivalente a tres o cuatro tazas de café o refresco de cola, lo que excede la dosis máxima aconsejada para adultos y excede con creces la dosis aconsejada para los niños.
- Altas concentraciones de extractos de hierbas: hay muy pocos estudios que determinen sus efectos en los humanos.

Uno de los principales problemas hoy en día es que estas bebidas son consumidas por niños y adolescentes, a veces sin control, ya que las consideran meros refrescos y ni ellos ni nosotros como padres somos conscientes de los peligros que entrañan. Un estudio de la EFSA (máxima autoridad europea en alimentación) indica que dos de cada diez niños consumen bebidas energéticas y señala algunos de los efectos adversos que pueden provocarles:

- Trastorno del estado de ánimo, baja autoestima y depresión.
- Empeoramiento del rendimiento escolar.
- Mala calidad del sueño.
- Empeoramiento del asma.
- Obesidad.
- Aumento de la tensión arterial.
- Aumento de hiperglucemias.
- Interacción con medicamentos.

- Problemas óseos y dentales.
- Empeorar afecciones cardiacas preexistentes.

Por ello, la EFSA es clara en sus recomendaciones: los menores de doce años no deberían probarlas en ninguna circunstancia, y desaconseja su consumo de forma clara en niños más mayores, ya que se calcula que la mitad del consumo de este tipo de bebidas lo lleva a cabo la población de entre doce y veinticinco años, y habitualmente mezcladas con alcohol. La combinación de bebidas energéticas y alcohol puede provocar, tanto en adultos como en adolescentes, efectos indeseables como alteraciones cardiacas, taquicardia, palpitaciones, aumento de la presión arterial, falta de coordinación motora...

LOS PELIGROS DEL ALCOHOL

Sin duda, uno de los grandes miedos de los padres cuando nuestros niños no tan niños empiezan a salir es el alcohol. Y no es para menos si tenemos en cuenta que, según datos del Ministerio de Sanidad, Política Social e Igualdad, el alcohol es la sustancia cuyo consumo está más extendido entre los estudiantes de catorce a dieciocho años de edad. Es más, tres de cada cuatro jóvenes reconocen haberlo probado alguna vez, casi la misma proporción, haberlo consumido en los últimos 12 meses y más del 60 %, en los últimos treinta días. La edad media de inicio al consumo también se va adelantando y hoy se sitúa entre los trece y los catorce años.

Aunque el consumo mantiene una tendencia estable en los últimos años, los consumos de tipo intensivo (borracheras o intoxicaciones etílicas y *binge drinking* o consumo en atracón) han aumentado en España. Casi dos de cada cinco adolescentes declaran haberse emborrachado alguna vez en los últimos treinta días, y hay que destacar que las prevalencias de borracheras son ligeramente mayores en chicas que en chicos.

Cómo afecta el alcohol a estas edades

El alcohol afecta al sistema nervioso de manera que se reacciona más lentamente a cualquier estímulo, se sobreestima la capacidad de aguantar los efectos de una gran cantidad de alcohol y no se es consciente de los riesgos. No coordinas, caminas y hablas mal, ves mal y aparecen el sueño y el cansancio. Además pueden darse comportamientos violentos con la familia, los amigos, los profesores…

También son frecuentes los estados de irritabilidad y la dificultad para controlar la conducta. El alcohol pasará su factura a la hora de estudiar, trabajar y en el plano corporal: acné, grasa, y trastornos en el crecimiento y en la maduración sexual.

En esa euforia que produce el alcohol, es más probable llevar a cabo conductas de riesgo, como conducir o practicar sexo sin la debida protección, con consecuencias como accidentes, embarazos no deseados, infecciones de transmisión sexual o sida… Por tanto, lo que podemos hacer desde el ámbito de la familia pasa por:

- Fomentar el desarrollo de habilidades y recursos personales de los hijos.
- Fomentar factores de protección familiar, vínculos a través de la mejora de la comunicación, el desarrollo de la autoestima y la autonomía.
- Intervenir precozmente con hijos de consumidores.
- Implicar a la familia en programas escolares.
- No ofrecerles bebidas alcohólicas en celebraciones o eventos, ni un poquito. Quizás era más habitual hace unas generaciones, pero aún hay quien deja beber «dos deditos» de cava, solo para brindar, o que prueben «un licor digestivo» solo por probar… Se hace como una gracia, para que se vean mayores, pero lo que hacemos así es normalizar un acto que no debería serlo.

TCA, SEÑALES DE ALARMA

Hay que prestar especial atención a la importancia que le dan los jóvenes a la imagen corporal, porque esto los conduce en muchas ocasiones a llevar a cabo dietas bastante restrictivas que los privan de nutrientes necesario, con el objetivo de acercarse al cuerpo que consideran el ideal de belleza, lo que puede desembocar en la aparición de trastornos alimentarios como la anorexia, la bulimia o la vigorexia.

Para diagnosticar un trastorno de la conducta alimentaria (TCA) es indispensable que la persona que parece estar sufriéndola sea evaluada por profesionales de la salud mental. Sin embargo, sí que existen algunas señales de alarma que alertan de comportamientos que pueden relacionarse con la existencia de un TCA. Por tanto, ante ciertas señales conviene consultar con un especialista. Será este quien nos orientará acerca de cómo actuar con nuestro hijo, pues la manera de abordar el tema, de plantearle soluciones o de esperar que comparta lo que le pasa puede hacer que se deje ayudar o no y se implique después en su tratamiento. Y es que los amigos, los compañeros y los miembros de la familia tienden a implicarse demasiado en los problemas de la persona afectada. La clave está en hacerle sentir nuestro apoyo.

Las señales que recoge la Asociación contra la Anorexia y la Bulimia de Cataluña son las siguientes, y nos parece oportuno compartirlas:

En relación con la alimentación:

- Utilización injustificada de dietas restrictivas.
- Estado de preocupación constante por la comida.
- Interés exagerado por recetas de cocina.
- Sentimiento de culpa por haber comido.
- Comportamiento alimentario extraño (velocidad de la ingesta, comer de pie, etcétera).
- Levantarse de la mesa y encerrarse en el baño después de cada comida.
- Aumento de la frecuencia y la cantidad de tiempo que está en el baño.
- Evitar comidas en familia.
- Rapidez con la que se acaba la comida de casa.
- Encontrar comida escondida, por ejemplo, en su habitación.

- Encontrar grandes cantidades de restos de comida, envoltorios, etcétera en su habitación o en la basura.

En relación con el peso:

- Pérdida de peso injustificada.
- Miedo y rechazo exagerado al sobrepeso.
- Práctica de ejercicio físico de forma compulsiva con el único objetivo de adelgazar.
- Práctica del vómito autoinducido.
- Consumo de laxantes y diuréticos.
- Si es mujer, amenorrea (desaparición del ciclo menstrual durante, como mínimo, tres meses consecutivos), como síntoma de desnutrición.
- Otros síntomas físicos debidos a la desnutrición: frío en las manos y los pies, sequedad de la piel, estreñimiento, palidez o mareos, caída de cabello, etcétera.

En relación con la imagen corporal:

- Percepción errónea de tener un cuerpo grueso.
- Intentos de esconder el cuerpo con ropa ancha.

En relación con el comportamiento:

- Alteración del rendimiento académico o laboral.
- Aislamiento progresivo.
- Aumento de la irritabilidad y la agresividad.

- Aumento de los síntomas depresivos o de la ansiedad.
- Comportamientos manipulativos y mentiras.

Ejercicio, ¡siempre!

Si bien en la niñez es habitual que la práctica de ejercicio sea frecuente, tanto en el ámbito escolar como extraescolar, a medida que crecen, los jóvenes tienden a abandonar este hábito tan saludable y que en esta etapa tiene beneficios extra. Según la «Encuesta de hábitos deportivos de la población escolar española 2015», el porcentaje de chicas que no realiza ningún tipo de práctica de actividad física y deportiva se eleva hasta casi la mitad de la población (alrededor de un 47 %), mientras que en el caso de los chicos ese porcentaje es de un 25 %, aproximadamente. Las razones para el abandono son diversas, pero la primera es la falta de tiempo, que está directamente relacionada con la carga de trabajo escolar. Además, es importante la influencia que en este punto también tienen los amigos. Si estos no practican deporte, será más fácil que el sedentarismo también se instale en la vida de nuestros adolescentes.

Beneficios físicos y más

En el plano óseo, muscular, cardiovascular…, la práctica de ejercicio a estas edades tiene muchos beneficios. Pero, como padres, hay otros que pueden resultarnos igual o más interesantes, pues existen multitud de estudios que concluyen que los chicos que practican deporte tienen un mayor y mejor rendimiento académico en diversas disciplinas si se comparan con los que no hacen nada. Además, el deporte contribuye a mejorar la imagen que tienen de sí mismos, mejorando su autoestima, pues les aporta seguridad en un momento de cambios en su cuerpo y también en su forma de pensar. El ejercicio constituye, asimismo, un factor de socialización, tanto si se trata de un deporte de equipo como de acudir a un club o centro deportivo a nadar o a realizar alguna clase dirigida. Se puede ir solo o acompañado y siempre se generarán vínculos nuevos con el deporte como denominador común.

Además, como madres de adolescentes implicadas con un deporte podemos decir que les supone una inversión de tiempo y energía con la que disfrutan y en la que quieren ir superándose, por tanto, valoran mucho las horas de sueño y descanso y los ratos libres que tienen son para «cargar pilas», lo que no les deja margen para otras actividades de ocio (salir, beber…) que resultan un tanto «de riesgo» ahora y que no les permitirían rendir al cien por cien en los entrenamientos o partidos o en las clases del gimnasio. Un beneficio se mire por donde se mire…

Además del círculo de amigos que comparte ejercicio con ellos, la familia es otro de los pilares que es importante que dé ejemplo y comparta con ellos momentos deportivos. Será lo que contribuirá a que se convierta en un hábito que, más allá de la práctica deportiva actual, perdure en el tiempo adquiriendo las más variadas formas.

PARTE 2

Te interesa a cualquier edad

1.

¿Qué se cuece en la actualidad sobre nutrición infantil?

Nuestro día a día está repleto de noticias nuevas que tienen que ver con la alimentación (nuevos productos, estudios y encuestas, dietas, sorprendentes beneficios de algunos alimentos…) y muchas de ellas atañen a la alimentación de los más pequeños. Por ello hemos querido dedicar un capítulo a explicar lo más comentado en los últimos tiempos sobre alimentación infantil y aportar un poco de luz y también orden entre tanta «madeja nutricional». Allá vamos…

LA ERA DE LA DESINFORMACIÓN

Los adultos nos hemos vuelto adictos a la información y a la tecnología. Y de tanta información estamos muy mal informados e incluso desinformados. Por todas partes nos bombardean con noticias sobre todos los temas. Busquemos o no respuestas sobre un asunto, inevitablemente nos llegan. El problema: muchas veces la información es falsa o errónea. ¿Sabemos quién lo ha dicho?, ¿y basándose en qué pruebas?, ¿las fuentes son fiables?, ¿hemos de modificar nuestros hábitos?…

Alimentarnos, algo que tenemos que hacer varias veces al día todos los días, siempre ha sido tema de conversación, es inevitable: qué has comido, te gusta esto, cómo lo cocinas… Pero cuando entramos en el terreno de la nutrición, que tan de moda se ha puesto últimamente, ¿por qué no dejamos hablar a los especialistas, los escuchamos y después hablamos sobre ello? ¿Por qué tendemos a creernos los bulos o *fake news* –noticias falsas– y las compartimos rápidamente sin contrastarlas? Y es que preferimos escuchar al amigo, al vecino, a Google… sin contrastar la información y llenarnos la boca (nunca mejor dicho) con informaciones imprecisas, a veces falsas y, tratándose de un tema tan vital, peligrosas.

Con la salud y la comida no se juega

Internet y las redes sociales no han hecho sino abonar el terreno. Un artículo con información falsa o dudosa adquiere dimensiones y repercusiones muy importantes. En internet todo se magnifica, y más si la información tiene un toque sensacionalista y hace referencia a la salud o al estilo de vida. Además, los nuevos *influencers*, algunos de dudosa reputación, con vistosos discursos y puestas en escena, nos «purpurizan» con sus fórmulas y elixires milagrosos para comer mejor, tener siluetas de infarto, rejuvenecer… Y si esto a nosotras, que estamos en el sector, nos pone los pelos de punta, ni que decir tiene que cuando se toca a los niños y su forma de alimentarse y cuidarse sacamos uñas y dientes para hacernos oír e intentar poner en su sitio lo que otros van desmontando. Cuesta, pues incluso entre familia y amigos se oyen verdaderas barbaridades, pero es un trabajo que vale la pena hacer y que no nos cansaremos de llevar a cabo. Para muestra, libros como este.

La alimentación, y más aún la alimentación de los más pequeños de la casa, niños y bebés, se ha convertido en un inmenso campo de batalla en el que, como padres, nos sentimos expuestos y bombardeados sin piedad por intereses comerciales, estrategias de *marketing* y falsos gurús, lo que dificulta la tarea de tomar decisiones sobre su alimentación. Ante esto, se hace imprescindible convertirse en un cibernauta con espíritu crítico que dedique tiempo a contrastar la información, ver si tiene rigor y analizarla mínimamente.

Cada cierto tiempo aparecen noticias sobre alimentación que tanto pueden ir dirigidas a ensalzar un producto y sus propiedades hasta el infinito como encaminadas a demonizar un alimento o ingrediente. En todos los casos debemos ser muy cautos y buscar fuentes fiables para informarnos sobre el tema en cuestión. En el caso del aceite de palma, hace un tiempo que ha entrado en boca de todos y se ha convertido en un producto altamente criticado, pero sucede con otros temas.

Cómo identificar los bulos en alimentación

La información alimentaria vuela por la red, pero ¿cómo distinguir la veraz de la que no lo es? El espíritu crítico y el acceso a las fuentes son la clave. El sector de la alimentación es muy goloso para estas cadenas de mentiras que se hacen tan virales y que hacen que gran parte del público acabe creyéndoselas. Aquí tienes unos consejos para distinguir las noticias falsas y poder contrastar y verificar la información:

- Suelen ser información sin autoría (anónimas).
- Suelen llevar una petición de reenvío para captar direcciones de correo y poder crear bases de datos para realizar campañas de correo masivo.
- No suele aparecer la fecha de publicación y su redacción es atemporal. Las informaciones reales, en cambio, siempre van con fecha.
- Suelen tener un gancho, que es el que capta la atención del internauta. Suelen tener titulares y diseños vistosos, con exclamaciones, colores y tipografías llamativas.
- La gramática y la ortografía son bastante deficientes. Están redactadas de forma muy sencilla para poder difundirse fácilmente.
- Suelen incluir conceptos pseudocientíficos en lugar de propios del vocabulario de salud, como armonizar o purificar.
- Suelen incluir promesas de resultados muy llamativos.
- Suelen tener como gancho testimonios más que los estudios científicos en los que se basan.

Ante informaciones que carezcan de carácter científico, podemos empezar a cuestionarnos el contenido. Y ante cualquier duda, se aconseja consultar los organismos oficiales sobre seguridad alimentaria. En España, la Agencia Española de Consumo, Seguridad Alimentaria y Nutrición (Aecosan), a través del sistema coordinado de intercambio rápido de información (SCIRI), gestiona la red de alertas alimentarias para la prevención de crisis. Una alerta se produce cuando se sospecha que un producto puede provocar incidencias que pueden afectar a la salud del consumidor, pero no se hace público, pues es una sospecha. En cambio, una crisis alimentaria supone una situación de carácter excepcional en la que sí concurre un riesgo para la salud humana.

Para comprobar si una información sobre alimentación es cierta o falsa, aquí tienes varias fuentes oficiales:

- Autoridad Europea de Seguridad Alimentaria (EFSA).
- Agencia Española de Consumo, Seguridad Alimentaria y Nutrición (Aecosan).

Cada vez que veamos una noticia o un artículo en un blog debemos hacernos una serie de preguntas, para poder clasificar la información correctamente:

- ¿De dónde viene esta información y cuándo se produjo? ¿Es reciente? ¿Ha salido de una publicación científica? ¿Está relacionada con hábitos de alimentación en España?
- ¿Por qué se da esa información? ¿Es una información científica o se quiere vender un producto?
- ¿Quién la escribió y qué formación tiene? ¿Es alguien relevante en el mundo de la nutrición? ¿Representa a una asociación o institución relevante en el mundo de la nutrición?
- ¿Quién financió los estudios que llevaron a esos resultados? ¿Había intereses comerciales en los resultados?

- ¿Es fiable la información? ¿Hay otros estudios que la confirmen? ¿Se puede repetir el estudio y daría los mismos resultados? ¿Se da información sobre cómo se realizó el estudio? ¿Son los métodos equiparables a los que se han utilizado en estudios confiables?
- ¿Son válidos los resultados? ¿Se sacan conclusiones relacionadas con los resultados? ¿Se interpretan los datos de acuerdo con lo que se quiere demostrar?

LECHE Y GLUTEN, ¿POR QUÉ LOS ELIMINAS?

Es un hecho que las modas tienen una gran influencia en los hábitos de las personas y, por tanto, en su forma de comer. En los últimos años, dos de las palabras que más insistentemente se han escuchado y leído al hablar de dietas y alimentación son gluten y lactosa, y no precisamente para bien. Y es que ambas comparten el estar siendo eliminadas de la dieta de muchas personas, en muchos casos sin ningún criterio ni prescripción médica que lo justifique.

Existe una tendencia en aumento a eliminar el gluten y los lácteos de la alimentación. Los motivos son diversos: tomar la decisión por una creencia personal (veganismo, vegetarianismo, religión...), para solventar hipotéticos problemas digestivos, para llevar «una vida más sana»... Pero la paradoja de realizar una dieta excluyente por seguir una dieta más sana puede provocar problemas de salud si no se realiza de manera correcta, algo especialmente peligroso cuando se trata de niños. Por eso es importante consultar y actuar basándonos en un diagnóstico médico o, en el caso de que los motivos sean por creencia personal, asegurarse de que la alimentación de los más pequeños esté supervisada por un dietista-nutricionista que adapte la dieta a sus necesidades y evitar así posibles riesgos. Pero vayamos por partes…

¿Niños sin lácteos?

El consumo de lácteos siempre crea controversia, incluso entre los profesionales existen defensores y detractores, ¿por qué ocurre? Porque hasta día de hoy la mayoría de los estudios dan resultados poco concluyentes sobre el tema, sin dar respuesta a si son beneficiosos o perjudiciales para nuestro organismo. Unos te aconsejarán tomarlos a diario y en grandes cantidades para una correcta salud ósea, mientras que otros te dirán que son los causantes de muchos de nuestros problemas de salud. Veamos sus pros y sus contras.

Lo que no se puede negar es que la leche de vaca aporta proteínas de alto valor biológico, es el segundo alimento con mejor valor biológico (tras el huevo), contiene hidratos de carbono fundamentalmente en forma de lactosa, es rica en calcio y vitaminas, como vitaminas del complejo B, vitaminas A y D, y también minerales, como magnesio, fósforo y zinc. La lactosa de la leche, a su vez, facilita la absorción del calcio y del magnesio. La vitamina D presente en la leche favorece, además, la absorción de este mineral. Por todo ello la leche debe considerarse una buena fuente de calcio, no solo por la cantidad que tiene, sino porque sus nutrientes favorecen su absorción.

Ahora bien, aunque los lácteos son una buena fuente de calcio, diversas investigaciones científicas* muestran que no existe mayor prevención de fracturas óseas por mayor consumo de calcio, por lo que se desmonta la teoría de que cuantos más lácteos, mayor salud ósea. Otro estudio investigó la relación entre el consumo de lácteos, la mortalidad, las enfermedades cardiovasculares y el cáncer realizando revisiones sistemáticas y metaanálisis** y concluyó que no se observa una asociación consistente entre su consumo y la mortalidad de cualquier causa.

*Entonces, ¿los lácteos son imprescindibles
en la alimentación de los niños?*
No, imprescindibles no son siempre que se siga una dieta equilibrada y saludable con la que se consigan alcanzar los valores óptimos de nutrientes para un correcto crecimiento, como es el calcio, a través de otros alimentos. En este caso, puede realizarse una dieta sin lácteos.

Y… ¿debo eliminar los lácteos de la dieta de los niños?
No, se pueden tomar lácteos siempre que no sienten mal y no se tenga intolerancia a la lactosa ni alergia a la leche.

* Feskanich *et al.*, «Milk consumption during teenage years and risk of hip fractures in older adults», JAMA Pediatrics, 2014, vol. 168, n.º 1, pp. 54-60; Tai *et al.*, «Calcium intake and bone mineral density: systematic review and meta-analysis», BMJ, 2015, vol. 351; Bolland *et al.*, «Calcium intake and risk of fractures», BMJ, 2015 vol. 351.
**Larsson *et al*, «Milk consumption and mortality from all causes, cardiovascular disease, and cancer: a systematic review and meta-analysis», Nutirents, 2015, vol. 7, n.º 9, pp. 7.749-7.763.

Así lo indica la guía nutricional de la Universidad de Harvard, que recomienda un consumo máximo de dos raciones al día de lácteos de buena calidad. Cabe destacar que entre los lácteos debemos diferenciar la leche, el yogur natural o los quesos de los ultraprocesados lácteos, como los batidos, los helados con base de leche o los postres lácteos azucarados (natillas, yogures con sabores…), que no son nada recomendables por su gran aporte en azúcares y grasas saturadas, por mucho calcio que nos aporten.

Y las leches sin lactosa ¿son mejores?
En la actualidad podemos ver en el mercado un sinfín de productos sin lactosa y las campañas publicitarias en las que se asegura que estos productos son más digestivos o se digieren mejor, tengas o no intolerancia a la lactosa, son una práctica habitual, aunque no haya evidencia científica concluyente sobre ello cuando se trata de tolerantes a la lactosa (grupo que en nuestro país abarca al 90 % de la población).

En general, los niños no tienen problemas en producir lactasa (enzima encargada de descomponer la lactosa para poder digerirla), aunque con el paso de los años el organismo puede dejar de producirla en cantidad suficiente para hidrolizar la lactosa y así producirse «intolerancia a la lactosa», lo que provoca que este azúcar se acumule en el intestino, fermente en el colon por algunas de las bacterias que conforman la microbiota y genere así una serie de molestias a lo largo del tubo digestivo, como diarreas, cólicos, gases… Pero esto es habitual en adultos, no en niños.

Evidentemente, en el caso de que se produzca una sintomatología entre los pequeños de la casa al consumir lácteos de manera repetida, como retortijones, dolor, gases o diarrea, entre media hora y dos horas después de haber tomado leche o un producto lácteo, es importante consultar con el pediatra para determinar un diagnóstico antes de retirar los lácteos. Es importante saber que si dejamos de dar lactosa a un niño que no tiene intolerancia, el resultado podría ser precisamente el contrario, es decir, que sea intolerante debido a que empiece a producir menos lactasa, cuya producción depende en gran parte de la cantidad de lactosa que se consume. Y si empieza a producir cada vez menos lactasa, puede acabar siendo intolerante.

¿Y en el caso de que sea intolerante?

La Autoridad Europea de Seguridad Alimentaria (EFSA) realizó un informe oficial en el que indica la gran variabilidad de tolerancia a la lactosa entre los individuos, lo que hace que no sea posible proponer un único umbral para todos los intolerantes. Según la EFSA, hay personas que tienen síntomas tras la ingesta de menos de seis gramos de lactosa, mientras que otros pueden tolerar hasta doce gramos incluso en una sola toma sin que aparezca ningún síntoma, o incluso más gramos en caso de espaciar las tomas, por lo que podrán absorber el calcio de los lácteos si no se superan las cantidades límites individuales. Asimismo, los niños con intolerancia a la lactosa pueden consumir otros productos lácteos, como el yogur y los quesos, con menos lactosa y más ácido láctico, lo que facilita su absorción. Por ello, cada niño es distinto y no existe una única forma de tratar la intolerancia, de modo que habrá que encontrar la fórmula que vaya mejor a cada uno según sus síntomas y la cantidad de lactasa que fabrique su cuerpo.

Otras fuentes de calcio

Existen alimentos de origen vegetal que son una buena fuente de calcio, y es muy importante tenerlos en cuenta para aquellos niños que supriman los lácteos de su dieta. Además de los alimentos en sí, debemos tener en cuenta su biodisponibilidad, es decir, la facilidad de absorción. Los alimentos vegetales ricos en calcio, como algunas verduras (brócoli, col, col rizada, berza…), algunas legumbres (soja, judía blanca y negra) o los frutos secos (sobre todo las almendras) son ricos en fitatos, los cuales reducen la absorción de calcio, por lo que, aun teniendo grandes cantidades de este mineral, su absorción puede ser baja. Para que esto no ocurra deben seguirse técnicas de preparación o cocción que desactiven el fitato y así mejorar su biodisponibilidad. Una larga cocción de los cereales o el remojo de varias horas de las legumbres favorecen su desactivación.

En el caso de obtener el calcio de las semillas, como, por ejemplo, el sésamo, no deben tomarse enteras, sino machacarse en un mortero o con un molinillo de café para poder absorber adecuadamente el calcio de su interior. El consumo de verduras ricas en calcio debe separarse de otros alimentos, ricos en oxalatos (germen de trigo, frutos secos…). Por tanto, si se realiza correctamente el consumo de estos alimentos, puede que no exista déficit, pero deben tenerse en cuenta todas estas recomendaciones. Siempre que se trate de la alimentación de los más pequeños de la casa, recomendamos e insistimos nuevamente en que la alimentación esté supervisada por un profesional experto que domine el tema y pueda aconsejarte menús óptimos. Dentro de los alimentos de origen animal, los pescados pequeños, de los que comemos la espina, como la sardina o el boquerón, son una excelente fuente de calcio.

Cabe destacar que si los valores de vitamina D no son adecuados, la absorción de calcio no será correcta. Según la Sociedad Española de Investigación Ósea y Metabolismo Mineral (SEIOMM), el 30 % de los jóvenes españoles no alcanza los niveles óptimos de vitamina D, por lo que es muy importante la exposición solar al menos quince minutos diarios, ya que la vitamina D se activa con el sol, así como tener en cuenta los alimentos ricos en vitamina D: huevos, lácteos, pescado azul y también alimentos enriquecidos como los cereales. Si se decide eliminar los lácteos de la dieta, sobre todo de los más pequeños, deben controlarse los niveles en sangre de vitamina D, pues en el caso de ser deficientes será necesario suplementar.

Por todo ello, y como conclusión, lo que hay que tener claro como padres es que no debemos suprimir los lácteos o pasarnos a los lácteos sin lactosa o bebidas vegetales siguiendo una moda, porque a nosotros no nos sienta tan bien la leche como hace unos años, porque en el súper cada vez hay más leches sin lactosa y será por algo, o porque nos han contado…, ya que los lácteos pueden ser una gran fuente de calcio de la dieta, aportan vitamina D y proteínas de alto valor biológico, todos ellos importantísimos en el desarrollo de los huesos y cuya deficiencia puede provocar problemas de crecimiento si no se suple de manera adecuada.

¿Eliminar el gluten en los niños?

Como sucede con los lácteos, muchos padres empiezan a eliminar el gluten de la dieta de los niños, ¿por qué? Los motivos principales son dos: una nueva corriente alimentaria que atribuye al gluten muchos de los problemas digestivos de la sociedad actual por su aparente propiedad proinflamatoria y, el segundo motivo, por el aumento de personas con sintomatología tras ingerir gluten aunque con prueba negativa en celiaquía, pero que mejoran tras eliminar el gluten de sus dietas. Conozcamos las diferentes enfermedades que pueden tener relación con el gluten:

- **La enfermedad celiaca (EC) o celiaquía,** conocida comúnmente como intolerancia al gluten, es un desorden genético que provoca una atrofia en las vellosidades del intestino tras ingerir gluten (presente en cereales como la avena, la cebada, el trigo…), lo cual puede provocar dificultad para absorber vitaminas, hierro y nutrientes de manera adecuada. La sintomatología es muy amplia: dolor abdominal, náuseas, estreñimiento, dolor de cabeza, dolor articular… Su diagnóstico implica análisis sanguíneos, biopsia intestinal y la mejora de los síntomas al retirar el gluten.

- **La alergia al trigo** es una reacción autoinmune a cualquiera de los cientos de proteínas que tiene el trigo. Los glóbulos blancos se encargan de enviar inmunoglobulinas E (IgE) para «atacar» al trigo y por ello en las analíticas este valor sale alterado. La reacción es muy rápida, pueden aparecer los síntomas en pocos minutos o en pocas horas, con un gran rango de síntomas típicos de la reacción alérgica (hinchazón de los labios y la boca, rojez, molestias digestivas, problemas para respirar... hasta *shock* anafiláctico, que pone en peligro la vida), pero por el contrario, podrá comer gluten de cualquier otro alimento que no sea trigo.
- **La sensibilidad al gluten no celiaca (SGNC)**, también conocida como sensibilidad al gluten (SG) aún no está bien definida. No existen pruebas o biomarcadores para identificar la SG, pues fue clasificada en 2012 como una enfermedad distinta a la celiaquía, pero que reacciona igual tras la ingesta de gluten. De hecho, las reacciones pueden empezar hasta cuarenta y ocho horas después de su ingesta y durar varios días y para su diagnóstico es necesario descartar la celiaquía, la alergia al trigo y otras posibles causas de la sintomatología. Si al realizar una dieta sin gluten mejora la sintomatología, se puede diagnosticar la sensibilidad al gluten.

La cifra de personas que, aun sin enfermedad celiaca, optan por adoptar una dieta sin gluten es cada vez mayor. Así, mientras que la cifra de diagnosticados se mantiene constante, aumentan las ventas de productos *gluten free*. Aquí es donde nos lleva a pensar que las motivaciones para tomar esta decisión no son del todo claras ni responden a un diagnóstico correcto. De hecho, solo un 1 % de la población es celiaca, por lo que, si no existen molestias digestivas, no hay razón para eliminarlo. Como curiosidad, una encuesta de 2015 en la que participaron mil quinientos estadounidenses que se habían pasado a la dieta sin gluten reveló que, según reconocieron los propios encuestados, la explicación más común era «que no había ninguna razón» para comer sin gluten.

Debe quedar claro que eliminar el gluten de la dieta no empeora la salud, aunque algunos medios de comunicación a veces nos lo hacen creer a través de titulares sensacionalistas. El gluten está presente en muchos cereales: trigo, avena, cebada, centeno, espelta, etcétera, base de nuestra alimentación, y si dichos alimentos son sustituidos de manera correcta por otros (arroz, patata, legumbres, etcétera) en el contexto de una alimentación variada, no conlleva problema alguno. Lo que debe evitarse es caer en dietas monótonas y aburridas y, sobre todo, se deben incluir las legumbres en la alimentación. Existen alimentos sustitutivos como la pasta, el pan o los cereales sin gluten, aunque sus precios duplican o triplican el de sus homólogos con gluten. Es de especial importancia también en alimentos *gluten free* revisar el etiquetado, pues muchos consumidores escogen estos alimentos pensando en seguir una alimentación más sana por ser sin gluten y acaban consumiendo más productos de baja calidad nutricional por ser etiquetados «sin gluten» que si siguieran una dieta más variada y equilibrada a base de alimentos no procesados. También encontramos el extremo contrario: gente que al pasarse a la dieta sin gluten adelgaza y se siente mejor, ¿por qué? Probablemente porque ha dejado de consumir todos los alimentos ultraprocesados que contienen gluten, que no son pocos: panes procesados, bollería, galletas, precocinados…

Así que ni el gluten es tóxico ni eliminarlo sin indicación médica es una alternativa más saludable que no hacerlo ni va a prevenir la aparición de la enfermedad celiaca. No hay evidencia científica que apoye estos motivos. Solo los niños celiacos y las personas celiacas en general podrán beneficiarse de una dieta sin gluten. Es cierto que cuando alguno de los miembros de la familia está diagnosticado con enfermedad celiaca, aumenta la tendencia a imponer estas dietas a los hijos a modo de prevención. Efectivamente, existe una predisposición genética, pero no siempre que se tiene se desarrolla la patología. Debe ser el pediatra el que diagnostique e indique la dieta sin gluten.

En conclusión…
Más allá del motivo, antes de poner en práctica el cambio de alimentación, es muy importante ser conocedor de los beneficios o los perjuicios que conlleva seguir dietas excluyentes, y más aún si este tipo de dieta se aplica en los más pequeños de la casa.

Si existe una alergia o una intolerancia a dichos alimentos, es obvio que deben eliminarse de la dieta, pero de no ser así, si la decisión se ha tomado sin un motivo médico, es muy recomendable asesorarse por profesionales cualificados que sepan informarnos y enseñarnos a planificar la dieta de manera correcta.

La exclusión de ciertos alimentos en los niños, los cuales se encuentran en pleno desarrollo, puede tener consecuencias negativas para la salud.

GRASAS TRANS Y ACEITE DE PALMA

La grasa es una de las principales fuentes de energía de nuestro organismo, indispensable para un crecimiento y desarrollo adecuados y para gozar de una buena salud. Además, contribuye a la absorción de las vitaminas A, D, E y K, así como a los carotenos. Sin embargo, muchas afecciones, tales como la obesidad, las enfermedades del corazón y la diabetes, están relacionadas con comer demasiadas grasas o comer los tipos de grasa equivocados, por eso hay que aprender a diferenciar los tipos de grasas que podemos encontrar en el mercado.

Las grasas vegetales suelen ser las más saludables, y hay quien relaciona vegetal con saludable de manera directa, sin más. Pero en este caso, y en concreto en el aceite de palma, como veremos, es un error. En el caso de las grasas trans, las hay de dos tipos: las que se ingieren a través de alimentos como carnes o lácteos (aunque hoy sabemos que no todas son igual de perjudiciales) y las que se forman cuando los aceites líquidos se convierten en grasas sólidas mediante un proceso llamado hidrogenación, en el que se modifica la estructura química de la molécula de grasa. Se añade un hidrógeno al aceite vegetal para alargar su plazo de consumo y su estabilidad y obtener una textura más apetitosa. Esta manipulación es la más utilizada dentro de la industria alimentaria para modificar la textura de las grasas y facilitar la elaboración del producto alimentario o mejorar su presentación.

Las grasas trans aumentan el riesgo cardiovascular de manera directamente proporcional: cuanto más consumo, mayor riesgo. Entre ellas, las grasas trans provenientes de la hidrogenación son las más peligrosas. Por esa razón, la OMS declaró necesario «eliminar las grasas y los aceites parcialmente hidrogenados de la cadena alimentaria», pero solo en algunos países, como Estados Unidos, Austria, Dinamarca, Islandia, Suecia y Suiza, los han retirado. Nuestro país no se ha acogido a esta buena práctica, por lo que debemos prestar nuevamente atención al etiquetado para escoger aquellos alimentos que no tengan grasas trans.

¿Cómo detectamos la grasa trans?

Es importante leer bien las etiquetas de los alimentos, sobre todo su información nutricional y la lista de ingredientes, pues los alimentos que contienen grasas trans deben mencionarlo. Busca la frase «aceite vegetal parcialmente hidrogenado» o «grasas trans».

¿Es igual la grasa «mala» cuando viene de un alimento natural que de uno procesado?

No, no lo es. Existe una tendencia simplista de querer clasificar las grasas en buenas o malas. Entre las buenas se incluyen las grasas monoinsaturadas y las poliinsaturadas, y entre las malas, las grasas saturadas y las grasas trans, pero no es tan simple. Pongamos un ejemplo: el huevo tiene un elevado colesterol y un porcentaje de grasas saturadas nada despreciable, pero ¿aumenta por ello el riesgo cardiovascular? Un estudio reciente* sugiere que el consumo de huevos no guarda relación con el riesgo de padecer enfermedades cardiovasculares ni con la mortalidad cardiaca en la población general. ¿Cómo es posible? Porque los problemas de salud no los provoca la grasa saturada en sí o el colesterol (debemos tener en cuenta la matriz del alimento). Cuando se trata de un alimento que de forma natural contiene grasa saturada o trans, nada tiene que ver con el alimento que también aporta este tipo de grasa, pero que ha sido procesado.

Tampoco podemos comparar la grasa insaturada del pescado azul con la del aceite de girasol o maíz, puesto que la composición, y nuevamente la matriz, es distinta. Estos aceites vegetales son ricos en omega 6, que, por supuesto, no es malo, pero si se utiliza en grandes cantidades o se fríe, sí que puede serlo. Al freírse se generan radicales libres (algo que no le pasa al aceite de oliva virgen, puesto que es mucho más estable), y estas son sustancias que dañan el organismo causando, en el mejor de los casos, el envejecimiento celular y, en el peor, enfermedades graves. La mayoría de los productos que compramos llevan aceites vegetales, en el mejor

* Shin, «Egg consumption in relation to risk of cardiovascular disease and diabetes: a systematic review and meta-analysis», *Am J Chin Nutr*, 2013, vol. 98, n.º 1, pp. 146-149.

de los casos es aceite de girasol. Se ha observado que sobrepasamos, y por mucho, el equilibrio entre omega 3 y omega 6, de forma que se estima que consumimos 1:25, es decir, veinticinco veces más omega 6 que omega 3, cuando debería oscilar entre 1:1 y 1:5, casi equilibrado o un máximo de cinco veces más omega 6. Cuando este equilibrio se rompe, se desencadena una respuesta inflamatoria y puede aparecer dolor, puesto que quedan anuladas las propiedades antiinflamatorias del omega 3.

Si bien queda claro que las grasas trans son nocivas, también se pueden encontrar en porcentajes muy pequeños de forma natural en ciertos alimentos de origen animal, como las carnes y los productos lácteos, sobre todo, pero no tendrán el mismo efecto en el organismo. La grasa realmente nociva es la que se obtiene de los productos procesados.

Entonces, ¿qué grasas debemos comer?

Quizás sería mejor decir, ¿qué alimentos debemos evitar? Los alimentos con grasas saturadas y grasas trans. Esto implica evitar los ultraprocesados, puesto que la gran mayoría se fabrica a base de aceites parcialmente hidrogenados, como la bollería industrial, las galletas, los dulces, los alimentos fritos, algunas margarinas… ¿Te suenan? ¿Verdad que todos o casi todos entran en la lista de favoritos de tus hijos? Ahí está el problema. Si seguimos una dieta bien planificada a partir de los diferentes grupos de alimentos básicos, frescos, naturales y de calidad, su presencia será muy escasa. La mayor parte de la grasa debe provenir de grasas poliinsaturadas (aquí encontramos los ácidos grasos omega 3 –pescado azul, mariscos y, en menor cantidad, nueces, soja y semillas de lino– y los ácidos omega 6 –en aceites vegetales como el de girasol, maíz o soja, así como en el sésamo, en los cacahuetes y en el germen de los cereales–) y monoinsaturadas (su principal representante es el ácido oleico, presente en el aceite de oliva). Para conseguirlo, por tanto, están claros los alimentos con grasas saludables que debemos escoger.

Y el aceite de coco, ¿es bueno o malo?

Se ha puesto muy de moda utilizar aceite de coco dentro de las dietas saludables porque tiene propiedades beneficiosas para la salud. ¿Qué hay de cierto? Es verdad que contiene ácidos grasos de cadena media (AGCM), que, al contrario que el resto de las grasas que necesitan la bilis para ser absorbidas, se absorben directamente en las paredes del intestino. Esta propiedad le otorga beneficios en personas con problemas digestivos (pancreatitis, extirpación de vesícula biliar, etcétera) o en bebés con un sistema digestivo inmaduro, por lo que es utilizado habitualmente en el ámbito hospitalario como componente de fórmulas alimenticias, pero solo es necesario en estos casos. Además, es rico en ácido láurico, ácido graso saturado al que sí se le otorgan propiedades beneficiosas, siempre, eso sí, que se consuma aceite de coco virgen (sin refinar). Los productos procesados que contienen aceite de coco entre sus ingredientes en su gran mayoría lo contienen refinado, por lo que sus propiedades beneficiosas para la salud no existirían; por el contrario, si se consume aceite de coco virgen tal cual, sí podría utilizarse para realizar postres o repostería casera de manera puntual. Pero teniendo en cuenta que el aceite de oliva virgen extra (AOVE) es más sano y cuenta con muchísimos estudios que demuestran sus propiedades beneficiosas, y puesto que es un alimento propio y de proximidad, no aconsejamos sustituir una grasa por otra. Si viviésemos en una zona tropical, tendría sentido consumir aceite de coco, pero teniendo AOVE a un precio un 85 % más barato, no tiene sentido ninguno.

El aceite de palma

De un tiempo a esta parte hemos pasado de casi ni conocer el aceite de palma a considerarlo el enemigo público número uno en alimentación. Es cierto, está en muchos alimentos y precisamente en aquellos que más consumen y les gustan a nuestros hijos, pero, como todo, se trata de huir del ruido e intentar explicar los pros y los contras de un aceite que, sin ir más lejos, es el más consumido del mundo. Copa el 30 % de la producción mundial de grasas y aceites debido a cuestiones obvias:

- Aporta solidez a los productos procesados, ya que es sólido a temperatura ambiente y evita tener que hidrogenarlo (recordemos que se ha de evitar el consumo de grasas hidrogenadas o trans).
- Su punto de fusión es cercano a la temperatura corporal, por lo que se deshace en la boca, lo que consigue que sea un placer tomar productos como el chocolate, en los que

se utiliza, pero sin aportar sabor (es muy neutro), por eso se añade a muchos productos.
- Como está formado sobre todo por ácidos grasos saturados, principalmente ácido palmítico, es muy estable y no se oxida ni se enrancia fácilmente.
- Como su producción es masiva (produce diez veces más aceite por unidad de área que otras cosechas de semillas oleosas) y se realiza en explotaciones con pésimas condiciones laborales para los trabajadores, su precio es muy bajo.

Todo ello lo convierte en un producto perfecto para la industria alimentaria, y por eso hoy por hoy es muy difícil encontrar productos procesados que no contengan este aceite. Está en *pizzas* o salsas, pero también en helados y galletas. También se halla, y este es un tema que ha dado mucho que hablar, en la comida infantil (leches infantiles y potitos).

¿Saludable?

Si hemos dicho que tiene un elevado porcentaje de ácidos grasos saturados, entenderemos por qué no estamos ante un aceite demasiado recomendable. Aunque sabemos que no toda la grasa saturada es perjudicial, la de palma se encuentra entre las no recomendables, pues el ácido palmítico se relaciona con un aumento en los niveles de colesterol LDL, que es un factor de riesgo cardiovascular entre otras cosas. Aunque no hay que demonizarlo como se ha hecho hasta ahora, puesto que así como hay recomendación expresa de limitar el consumo de grasas saturadas por sus potenciales efectos perjudiciales para la salud, en especial en relación con la enfermedad cardiovascular y la obesidad, no existen datos específicos concluyentes sobre el consumo de aceite de palma o del ácido palmítico y variables de salud, sobre todo cuando se estudia en el contexto de una dieta equilibrada.

Desde la Agencia Española de Consumo, Seguridad Alimentaria y Nutrición (AECOSAN), organismo que forma parte del Ministerio de Sanidad), se afirma que «no es recomendable en el contexto de una dieta saludable, ya que eleva el colesterol y puede favorecer la arteriosclerosis y enfermedades cardiovasculares». No obstante, también remarca que «no existen, a día de hoy, motivos de seguridad alimentaria que justifiquen una prohibición». Por tanto, aunque de momento no se considere necesaria su eliminación, sí que se reconoce la necesidad de limitar ciertos productos contaminantes que se generan al procesar este aceite: cuando se calienta a más de 200 °C se generan tóxicos, algo habitual cuando hablamos de alimentos procesados. Y es que precisamente la alerta que se generó hace poco se refería de forma específica no tanto a las características nutricionales del aceite de palma, sino a los contaminantes generados en su proceso de refinamiento. Una vez más, el procesamiento industrial lo convierte en peor producto, eliminando sus antioxidantes (tocoferoles y vitamina E), sí atribuibles si se consumiera virgen, además de sufrir un proceso enzimático que altera su estructura.

El etiquetado

Desde la industria y las diferentes entidades se está trabajando en mejorar la composición de los alimentos en el contexto de un plan nacional y en consonancia con las directrices europeas, y se contempla, entre otras medidas, el empleo de aceites con un perfil nutricional más saludable. Pero en estos casos también será necesario demostrar que las alternativas que se propongan sean seguras para la salud y factibles desde el punto de vista de garantizar las características organolépticas de los alimentos, algo que hasta la fecha no se ha logrado.

Mientras tanto, lo que tenemos a nuestro alcance es la lectura del etiquetado. Desde la modificación europea sobre el etiquetado (Reglamento UE n.º 1169/2011, de aplicación desde diciembre de 2014), en la descripción de los componentes debe constar su procedencia, es decir, que cuando figure «aceites vegetales» o «grasas vegetales», debe indicar el origen específico del vegetal. No es que previamente a esa fecha no se utilizaran en la producción de alimentos, sino que no era obligatoria su declaración específica.

Esto nos permite ser nosotros los que elijamos qué productos consumimos en función de su composición. Un hábito que, aprovechamos para decir, deberíamos tener instaurado como rutina, porque saber lo que nos llevamos a la boca es fundamental, más allá del aceite de palma en cuestión.

El caso de los productos para lactantes y niños pequeños

Hemos comentado en la primera parte del libro que la leche materna es el alimento ideal en el lactante y el modelo sobre el que se elaboran y desarrollan los sustitutos de la leche materna. De todos los ácidos grasos saturados de la leche materna, el ácido palmítico es el más abundante (supone el 20 y el 25 % de los ácidos grasos de la leche). Esto explicaría, en parte, que las leches de fórmula contengan aceite de palma. Pero hay que tener en cuenta que hay diferencias entre el ácido palmítico animal y el vegetal. Y si miramos la composición de las leches de fórmula veremos que son muy distintas a las de la leche materna.

Por lo que se sabe hasta ahora, y en nuestra opinión, administrar leches infantiles durante el periodo de tiempo que normalmente se utilizan no constituye un problema. En algún caso, las diferencias estructurales entre el ácido de origen animal y el de origen vegetal pueden producir cambios en la absorción de distintos nutrientes (como las grasas y el calcio), pero en general son diferencias que entran dentro de los rangos de normalidad. Por otro lado, este ácido parece necesario para regular correctamente el ciclo de la glucosa.

De hecho, en los últimos años la mayoría de las fórmulas infantiles han aumentado el contenido en β-palmitato para acercarse a los valores presentes en la leche humana. Con esta disposición se favorece la absorción de ácidos grasos, pero también de calcio, y el desarrollo de una microflora rica en bifidobacterias. También se ha demostrado en un modelo animal el efecto antiinflamatorio del β-palmitato sobre la mucosa intestinal.

Todas las fórmulas infantiles disponibles en el mercado español cumplen rigurosamente la legislación, y lo mismo ocurre con los demás productos destinados a lactantes y niños pequeños (cereales de alimentación infantil y productos homogeneizados, conocidos como potitos). ¿Y qué dice la legislación española al respecto? Señala que: «Queda prohibida la utilización de las siguientes sustancias: aceite de sésamo y aceite de algodón. El contenido en ácidos grasos trans no será superior al 3 % del contenido total de materia grasa. El contenido en ácido erúcico no será superior al 1 % del contenido total en materia grasa».

El problema viene después...

Realmente, el problema lo encontramos más adelante, pues el aceite de palma está en casi todos los productos procesados pensados para el consumo de los niños: galletas, potitos, cremas de cacao o mantequillas. Ese consumo sí es problemático, no tanto por sus efectos directos (que también), sino porque consumiendo esos productos estamos educando el paladar de nuestros hijos de una forma muy determinada. Y lo mismo ocurre con el azúcar. Esa educación alimentaria hace más probable su consumo en el futuro y, a largo plazo, es un problema de primera magnitud.

Para los niños mayores de dos años, como hemos visto en la primera parte del libro, se aplican las consideraciones para la población general y que recogen las «Guías alimentarias para la población española». Así, se promueve una alimentación equilibrada, variada y moderada que incluye cereales de grano entero, frutas, verduras, legumbres, cantidades variables de lácteos y alterna el consumo de pescados, huevos y carnes magras junto con el uso preferente de aceite de oliva virgen extra como grasa culinaria. También refuerzan el interés por una dieta saludable, solidaria, sostenible, con productos de temporada, de cercanía, apuestan por el eje de convivialidad y por dedicar el tiempo suficiente a comer y animan a valorar la información del etiquetado nutricional.

Como conclusión…

Ante este panorama, la mejor recomendación es que apliquemos el sentido común y que sepamos reaccionar con calma y mesura cuando haya informaciones de este tipo, pues hemos de pensar en los intereses que puede haber detrás. Dejarnos llevar por las modas, los rumores y el boca a boca es una mala idea. La tarea realmente importante es alimentar a nuestros hijos hoy (en medio de esta vorágine de productos especializados de colores llamativos), pero a la vez educarlos para el futuro, algo que parece una tarea casi imposible, pero que nos da la oportunidad de reeducarnos a nosotros mismos en el proceso.

- En menores de dos años, el consumo de ácido palmítico (el aceite de palma es una gran fuente) es relevante, pues su contenido en el organismo es elevado y tiene funciones específicas. Por ese motivo está presente en las fórmulas infantiles y en otros alimentos infantiles.

- En niños mayores y en adultos se recomienda controlar la cantidad y calidad de la grasa consumida. El aceite de palma está contenido en muchos productos manufacturados de consumo habitual por sus características organolépticas. Su recomendación de consumo se encuadra dentro del total de grasas saturadas (sean de origen animal o vegetal), teniendo en cuenta sus potenciales efectos negativos sobre la salud cardiovascular. La alerta de la EFSA está relacionada con los contaminantes que pueden producirse durante su manipulación y no específicamente sobre sus aspectos nutricionales.

EXCESO DE AZÚCAR

Durante mucho tiempo se ha echado toda la culpa del aumento de casos de sobrepeso y obesidad en el mundo, así como de algunas patologías, al consumo de grasas y a otros hábitos alimentarios, pero se dejaba fuera al azúcar. Y es cierto, son actores implicados, pero no son los únicos. Por suerte, la OMS ha puesto también el foco de atención en el azúcar. Y es que las últimas noticias relacionadas con la alimentación infantil indican que los niños consumen más azúcar del recomendado. Por ello, y sobre todo con los bebés y los niños pequeños, puesto que ellos apenas escogen, los padres tenemos un papel fundamental como responsables de ofrecerles alimentos saludables y unas cantidades adecuadas que no superen las recomendadas.

La OMS, debido al gran problema que comporta el exceso de azúcar, publicó en 2015 unas directrices sobre el consumo de azúcar, tanto en niños como en adultos. En ellas se recomienda que solo el 10 % de las calorías ingeridas provengan del azúcar, es decir, unos 50 g al día. La media en Europa occidental ronda los 100 g, por lo que la reducción debería de ser de la mitad del consumo medio. De hecho, va más allá, pues señala que una reducción por debajo del 5 % de la ingesta calórica total produciría beneficios extras a la salud, es decir, 25 g al día, y en niños no deberían sobrepasarse nunca los 37 g al día.

Hemos de aclarar que esta recomendación no afecta a todos los hidratos de carbono, que, como veremos, presentan diferencias, pues no se refiere al azúcar (almidón) que contiene un cereal o una legumbre, sino a los azúcares libres, es decir, monosacáridos y disacáridos que se añaden a alimentos tales como los procesados, la bollería, los refrescos, los zumos… Estas recomendaciones tampoco se aplicarían a los azúcares que están presentes de manera natural en alimentos como las frutas o verduras frescas.

¿Cuándo nos habituamos al sabor dulce?

Si algo les llama la atención a los más pequeños de la casa es el azúcar, su atractivo sabor dulce atrae el interés de la mayoría. Uno de los mayores problemas es el gran surtido de alimentos procesados, con un *marketing* muy bien pensado para captar al público infantil, que proporcionan cantidades muy elevadas de azúcar.

La atracción que sentimos desde bebés por el sabor dulce se debe a que la leche materna tiene ese sabor. Después, casi inevitablemente, vamos añadiendo en la dieta de los pequeños (aunque si empiezas a leer este libro con tu primer hijo muy bebé, esperamos que no sea así) algún producto azucarado o a añadir azúcar a algunos alimentos. La buena noticia es que, igual que nos acostumbramos, también podemos deshabituarnos al dulzor e ir reeducando nuestro paladar, y el de los pequeños, si no lo hemos hecho «bien» desde el principio.

Precisamente en la línea de mejorar la calidad de los productos que forman parte de la cesta de la compra de los españoles, el Ministerio de Sanidad, Servicios Sociales e Igualdad ha presentado un plan (en febrero de 2018) de Colaboración para la Mejora de la Composición de los Alimentos y Bebidas. Los alimentos ultraprocesados suponen, según datos del Ministerio, el 44 % de la energía diaria que ingerimos y son responsables de la obesidad y las enfermedades cardiovasculares. Por eso, el plan busca el compromiso de la industria alimentaria para reducir, en el plazo de tres años, los niveles de azúcar, pero también de sal y grasas saturadas, de un catálogo de más de tres mil quinientos productos que incluye platos preparados, bebidas refrescantes, aperitivos, salsas, cereales de desayuno, galletas y helados, lácteos, derivados cárnicos, zumos de frutas, cremas, pastelería, pan y bollería.

Una iniciativa positiva, sin duda, pero que a nosotras, como ya venimos apuntando a lo largo de todo el libro y seguiremos haciendo en páginas sucesivas, nos parece que debería ir acompañada de un cambio de discurso en la sociedad, en las escuelas y en las familias que priorice el consumo de alimentos frescos y limite el de estos procesados. Hacerlos «menos dañinos» no los exime de su papel de productos que deberían limitarse y dejarse únicamente para momentos puntuales de la alimentación, la nuestra y sobre todo la de nuestros hijos, de la que somos responsables.

¿Todos los azúcares son iguales?

Llegados a este punto, aclaremos: no, no todos los azúcares son iguales. La limitación en cuanto a consumo y el hecho de ser totalmente prescindibles hace referencia a aquellos azúcares libres, entre ellos la glucosa y la fructosa (monosacáridos) y la lactasa y la sacarosa (disacáridos), que se añaden de manera «artificial» a la comida o bebida, ya sea el propio fabricante de un producto, quien cocina un plato o el mismo consumidor. También a aquellos azúcares presentes de manera natural en la miel, los siropes, los zumos y los concentrados de frutas envasados. Por el contrario, no deben limitarse alimentos como la fruta o la leche, ya que, aunque proporcionan los mismos azúcares, su absorción es diferente al tomar el alimento natural y, además, nos aportan nutrientes muy interesantes que sí que son necesarios para el organismo (vitaminas, minerales, proteínas…).

Por tanto, los alimentos que debemos evitar en la dieta de los pequeños por su gran aporte de azúcar son:

- Chucherías, bollería, pasteles, yogures azucarados, cremas de chocolate, mermeladas, helados comerciales, etcétera, nada saludables ni recomendables.
- Zumos de frutas envasados, refrescos azucarados, bebidas energéticas y bebidas para deportistas.
- Alimentos procesados y precocinados.
- Reducir al máximo la cantidad de miel y azúcar (tanto blanco como moreno) que se añade a alimentos como yogures, leche, etcétera. Preferentemente debemos acostumbrar a los niños a no añadir azúcar a los alimentos y se aconseja que los que ya lo toman reduzcan paulatinamente la cantidad.

En este punto, nos remitimos al capítulo 3 de la primera parte del libro en el que repasamos algunos de los alimentos que «nos hacen» creer que pueden y casi «deben» darse a los pequeños cuando ya pueden empezar a comer de todo: galletas, potitos de fruta, papillas de cereales…, para darnos cuenta de que la inclusión del azúcar en su dieta es algo que, si nos descuidamos y no estamos atentos, acaba por hacer acto de presencia no en uno, sino en varios de los alimentos que les daríamos.

El azúcar (blanco) no es imprescindible

Dicho esto, queda claro que el azúcar (sacarosa) no es ni mucho menos «imprescindible» en nuestra dieta. Y tampoco es el principal motor del cuerpo ni el alimento del cerebro como muchos se apresuran a decir, ya que la glucosa se obtiene a partir de muchos alimentos de una manera más saludable que a partir de la sacarosa o de jarabes de glucosa-fructosa. El problema del azúcar no es que aporte muchas calorías (que lo hace, 400 kcal/100 g), sino por cómo son esas calorías. En el plano nutricional, a las calorías que provienen del azúcar y el alcohol se las llama «calorías vacías», porque únicamente dan energía, pero ningún otro nutriente más. Esto no es negativo solo desde el punto de vista de adicionar energía innecesaria, sino porque al tomar azúcar solemos desplazar otros alimentos más interesantes que este que solo nos aporta sacarosa. Otro punto que prueba la importancia de reducir o dejar el azúcar blanco son las consecuencias negativas que tienen para la salud los picos de glucemia que provoca su ingesta: inflamación, cambio en la microbiota…

Cuidado con el azúcar oculto en los alimentos

Los alimentos dulces ya podemos deducir que tienen azúcar de una u otra forma, el problema está en el azúcar presente en muchos alimentos que no lo parecen. Y es que muchos de los alimentos procesados contienen azúcar sin que seamos conscientes de ello. El azúcar es añadido durante la fabricación ya sea por su poder edulcorante o bien por ser un buen conservante, humectante, etcétera.

Algunos alimentos que contienen azúcar oculto son: tomate frito, kétchup, algunos embutidos, cereales de desayuno, chocolate, cacao soluble, cremas de cacao, alimentos precocinados (*pizzas*, lasañas…).

Por ello, y una vez más, haremos hincapié en la importancia de leer la etiqueta nutricional para detectar si el alimento contiene azúcar de manera natural o añadido. Si aparece azúcar (sacarosa) en la lista de ingredientes, lleva azúcar añadido. Lo mismo sucede si vemos fructosa o glucosa, miel, concentrado de zumo de fruta, sirope de maíz, jugo evaporado de caña de azúcar, sirope de agave... Diferentes son los alimentos que contienen azúcar de manera natural (frutas, verduras, leche o cereales en general), que no aparecerá en la parte de ingredientes, pero sí en la composición nutricional.

Ojo a las etiquetas

En las etiquetas el azúcar aparece con el nombre de glucosa y fructosa, pero también recibe el nombre de jarabe de glucosa, dextrosa, levulosa o azúcar de la fruta. Es preferible evitarlos porque la glucosa hace aumentar la insulina en sangre y, por tanto, a la larga puede provocar resistencia a la insulina y diabetes. Por su parte, la fructosa puede provocar inflamación hepática. Tanto unos como otros son azúcares poco recomendables que también pueden alterar la microbiota.

También hay que tener en cuenta que en el caso del sirope de arce, la miel o el azúcar de caña integral tienen cada uno sus propiedades, pero todos ellos son azúcares, por lo que no son acalóricos y están de igual modo relacionados con el sobrepeso y la obesidad.

Y el zumo de fruta natural, ¿también aporta azúcar?

Debe quedar claro que el zumo de fruta, aunque sea natural, no sustituye a una pieza de fruta. ¿Por qué? Porque perdemos muchas de sus propiedades al consumir solo el líquido. Las más destacadas son la pérdida de fibra, el aumento de las calorías (ya que en vez de consumir el azúcar de una naranja tomamos el azúcar de dos o tres, que son las que necesitamos para hacer el zumo), menor sensación de saciedad, disminución de la estimulación de masticación y una mayor relación con el aumento de sobrepeso.

No es una moda que se haya extendido entre los nutricionistas, de hecho, son muchas las organizaciones que desaconsejan o limitan su consumo en adultos y pequeños. Veámoslas:

- La OMS afirma desde 2003 que el papel protector de la fruta frente a la obesidad solo se aplica a la fruta entera, por el contrario, el consumo habitual de zumo de fruta se relaciona con un aumento de peso. También la Asociación Americana de Diabetes y la Asociación Americana del Corazón aconsejan disminuir el consumo de zumo de fruta para prevenir la obesidad.
- La Academia Americana de Pediatría recomienda aumentar la ingesta de frutas para prevenir el sobrepeso y la obesidad en los niños, siempre y cuando no sea en forma de zumos de fruta.
- El Comité de Nutrición de la Asociación Española de Pediatría afirma que los zumos de fruta no son equivalentes

nutricionalmente a las frutas naturales, al carecer de fibra y no estimular la masticación.

Pese a ello, en ocasiones nuestros pequeños se niegan a comer fruta, pero sí disfrutan con un zumo de naranja o mandarina. Nuestro consejo, siguiendo las recomendaciones de la Escuela de Salud Pública de Harvard, es que se debe limitar su ingesta y no instaurarlo como un hábito, pero se puede ofrecer un vaso pequeño de zumo (el que se obtiene de una sola naranja) y nunca en sustitución de la fruta como tal.

PROBIÓTICOS Y NIÑOS

En los últimos años ha habido un gran avance científico que ha demostrado la relación directa entre la microbiota y el sistema inmunitario, por ello, los probióticos están a la orden del día, tanto tras una gastroenteritis, la toma de antibióticos o como «prevención». Si se mantiene un equilibrio con esta microbiota, existe una «ayuda mutua» muy beneficiosa, así que queremos que conozcas un poco más sobre el tema.

¿Qué es la microbiota?

Para entender este capítulo, antes que nada debemos conocer de qué estamos hablando. La flora o microbiota es el conjunto de microorganismos que habita en nuestro cuerpo, billones de ellos, la mayoría en la piel, la boca, la nariz, la vagina y en los intestinos. La flora intestinal o la microbiota intestinal es el conjunto de microorganismos que habitan exclusivamente en el intestino. La componen más de cien billones, de los que la mayoría son bacterias. Al nacer carecemos de ella, y serán precisamente factores como la manera de nacer (la colonización de bacterias es diferente si es parto natural o cesárea), la alimentación (del mismo modo, la microbiota será distinta si el bebé se alimenta de leche materna o de fórmula) o las condiciones ambientales (si convivimos en el campo, con animales o en un ambiente muy estéril) los responsables de que el cuerpo vaya llenándose de microorganismos de uno u otro tipo, puesto que la flora no se fabrica, sino que la incorporamos del exterior.

¿Cómo puede ayudar la microbiota al sistema inmunitario?

El tracto gastrointestinal constituye la principal superficie de intercambio y comunicación entre el medio externo y el medio interno y está dotado de estructuras y funciones (sensores, receptores, glándulas, secreciones, etcétera) específicamente adaptadas para reconocer tanto analítica como bioquímicamente las sustancias que pasan por el tubo digestivo. Como resultado de la actividad del tracto gastrointestinal, el ser humano obtiene dos beneficios: nutrirse, por la digestión y absorción de nutrientes, y defenderse, pues el continuo contacto con los microorganismos facilita el desarrollo de un sistema inmunitario competente. En los últimos años se han adquirido suficientes conocimientos como para poder afirmar con rotundidad que ambas funciones dependen no solo de las estructuras propias del tubo digestivo (barrera mucosa, glándulas secretoras, sistema inmune de las mucosas), sino también de la presencia y actividad de las comunidades microbianas que colonizan el intestino. Como se afirma en un artículo de la revista *Nutrición Hospitalaria*, «la microflora intestinal es considerado un órgano más, perfectamente integrado en la fisiología del individuo. Los dos elementos funcionales (tubo digestivo y microflora) son interdependientes y su equilibrio condiciona la homeostasis del individuo dentro de su entorno ambiental».* Una flora más variada y con gran cantidad de especies diferentes será más equilibrada y más saludable, y ayudará a que el sistema inmune esté bien «informado». No es necesario haber sufrido una gran cantidad de infecciones, como se pensaba hace unos años, sino haber estado en contacto con una gran cantidad de especies de microorganismos diferentes.

¿Qué causa el desequilibrio?

Hay muchos factores que pueden alterar este equilibrio, como algunas infecciones, el uso de antibióticos, sobre todo en la infancia, o la dieta.

¿Qué debemos darles para mantener el equilibrio de la flora bacteriana?

Una vez más, lo más importante es saber que una dieta equilibrada y variada, rica en fibras vegetales, se asocia a mayor diversidad de la flora, lo que va a favorecer el equilibrio. La

---

* Guarner, «Papel de la flora intestinal en la salud y en la enfermedad», *Nutrición Hospitalaria*, 2007, vol. 22, pp. 14-19.

incorporación de probióticos (bacteria o levadura), que pueden provenir de yogures o de leches fermentables con bifidobacterias, pueden ser muy útiles, puesto que compiten con otras bacterias nocivas, ocupando su lugar. Además, algunas fibras que son fermentadas por las bacterias (los conocidos prebióticos) pueden favorecer el crecimiento selectivo de bacterias beneficiosas de la flora, como las bifidobacterias. Así que queremos dejar clara la diferencia entre probióticos y prebiótico:

- *Probióticos*: son microorganismos vivos que, al administrarse en cantidades adecuadas, producen un beneficio para la salud, aunque deben resistir el paso del tubo digestivo y llegar vivos al colon.
- *Prebióticos*: son fibras no digeribles que estimulan y facilitan el crecimiento y la actividad de un grupo de bacterias beneficiosas de la flora intestinal.

¿Y tiene el mismo efecto la suplementación con probióticos?

Es importante destacar que está en auge la toma de probióticos «porque sí»; con esto no queremos decir que no funcionen, pero hay que leer, como siempre, la letra pequeña. Los efectos de los probióticos han demostrado ser útiles en el tratamiento de ciertos desórdenes y patologías, pero sus efectos dependen de la especie y de la cepa que sean y de la cantidad en que se tomen. No todos los probióticos «sirven para todo» y los efectos de unos no se pueden extrapolar al resto. Los efectos y los beneficios de cada uno de ellos se recogen en documentos de consenso según los distintos niveles de evidencia y, sobre todo, según los diferentes efectos y beneficios, que varían en cada caso. Por ejemplo, los probióticos que se han añadido a las leches de fórmula intentando imitar a la materna sí que han supuesto una mejoría notable, igual que el uso en la diarrea aguda o la diarrea asociada a antibióticos, pero solo en cepas concretas: los estudios muestran que son más eficientes las cepas de *Lactobacillus GG* y *Saccharomyces boulardii*; los datos con otras cepas son realmente muy limitados.

¿Y qué relación hay entre el desequilibrio de la flora y el desarrollo de diferentes enfermedades?

En los últimos años se ha visto un aumento de alergias, sobre todo a los alimentos, tanto en niños como en adultos, enfermedades como el asma, patologías inflamatorias como la enfermedad de Crohn, la esclerosis múltiple o autoinmunes como la celiaquía o la sensibilidad al gluten. ¿Tiene relación con el desequilibrio de la microbiota?

Existe más de una teoría de la relación entre enfermedad y microbiota; una de ellas establece la relación entre ambientes más «estériles» y peor microbiota, pues una excesiva higiene, desinfectando todo aquello que rodea al bebé, elimina por completo los microorganismos del entorno y el sistema inmunitario tendrá menor contacto con diferentes microorganismos y cada vez será menos competente, lo que provocará reacciones exageradas frente a un mínimo estímulo. Otra de las teorías es el excesivo y normalizado consumo de productos procesados, muy carentes de fibra, que es el verdadero alimento para la microbiota.

En conclusión

Para mantener una buena microbiota intestinal debemos fomentar en la familia y, cómo no, en nuestros hijos, una alimentación variada, rica en fibra no digerible, que se encuentra de forma natural en alimentos como las hortalizas, las verduras, las frutas, los cereales, las legumbres y los frutos secos entre otros, y también con el aporte de yogures o leches fermentables con bifidobacterias cuando tengan la edad suficiente para incorporar este alimento (entre los nueve o diez meses y el año, dependiendo del niño). Solo en determinadas situaciones será aconsejado suplementar con probióticos.

LA MODA DEL NUTRICIONISMO

De un tiempo a esta parte, podemos encontrar muchísimos productos en las estanterías de los supermercados enriquecidos con un montón de nutrientes que les otorgan mejores cualidades al alimento: «Rico en calcio para unos huesos fuertes», «Con mucho hierro para para que tu hijo crezca sano»…, o anuncios publicitarios que te ofrecen suplementos ricos en «X» para evitar todo tipo de carencias. Pues esto, en resumidas cuentas, es el nutricionismo: otorgar virtudes generales de salud a un nutriente en concreto sin tener en cuenta la matriz alimentaria en la que estén incluidos. Aclaremos el concepto.

Un ejemplo vale más que mil palabras…

Por ejemplo, hay alimentos que de manera natural contienen hierro, como pueden ser el pescado o la carne, y que, debido al resto de los componentes que los forman y que se encuentran de manera natural en ellos, facilitan en la mayoría de los casos su absorción. Ahora bien, hay alimentos que apenas aportan hierro, como puede ser un postre lácteo. Aunque en el envase diga «rico en hierro» y realmente aporte más cantidad de hierro que la carne o el pescado (porque han añadido cantidades mayores), no es una mejor fuente de hierro, puesto que es un hierro añadido de forma artificial y su absorción será mucho peor. El motivo es que, en este caso, el calcio del lácteo (pues sí que es rico de forma natural en este mineral) competiría con el hierro por ser absorbido. Cabe decir que si este reclamo se utiliza en productos o alimentos superfluos como la bollería, los *snacks*, etcétera, aún tiene menos sentido consumirlos, pues comerse un «bollo» de chocolate repleto de grasas saturadas y rico en azúcares, pero con mucho hierro, es un sinsentido.

Menos enriquecido, más natural

Debemos ser conscientes de que para alimentar a los más pequeños, y a nosotros mismos, de manera adecuada no debe hacerse mediante unos alimentos procesados que han mejorado, sino siguiendo una alimentación variada a base de alimentos frescos que nos proporcionarán todas las vitaminas, minerales y nutrientes necesarios.

Hacemos hincapié en este tema porque la industria alimentaria quiere hacernos creer a los padres que los alimentos enriquecidos para niños son mejores que los alimentos naturales, y son muchos los ejemplos que podemos encontrar, desde leches de crecimiento que parecen imprescindibles para que se desarrollen de manera adecuada con infinitos minerales, vitaminas, etcétera (ya comentado en el capítulo 2 de la primera parte del libro) o salchichas tipo *frankfurt* «ricas en proteínas, fósforo y calcio», que aportan en realidad cantidades mucho menores que un simple huevo y, sin embargo, muchos otros componentes para nada deseables en una alimentación saludable.

El nutricionismo también tiene un gran mercado entre los adultos, y pueden encontrarse productos que mejoran la salud cardiovascular porque contienen grandes dosis de omega 3, o bien puede pasar que se tomen suplementos nutricionales que no serían necesarios si se siguiera una alimentación variada y saludable (exceptuando, claro está, carencias concretas diagnosticadas mediante una analítica que requieran suplementación, pero siempre pautada por un médico).

Nuevamente la solución está en poner en práctica una dieta bien planificada a partir de los diferentes grupos de alimentos básicos, frescos, naturales, y más desde bien pequeños, para instaurar hábitos saludables que perduren en la edad adulta.

2.

A la compra con ellos

MÁS MERCADO, MENOS SUPERMERCADO

Hay a quien le encanta ir a comprar, ya sea al supermercado o al mercado, pasearse, buscar, escoger y llevarse a casa aquellos productos que realmente le gustan y le convienen y que le permitirán preparar los menús de toda la familia. Pero también los hay que encuentran la tarea de ir a la compra tediosa y la consideran más una obligación. Si hay niños en casa y queremos transmitirles los beneficios de comer bien, hemos de empezar por el principio, esto es, por la elección de los productos en el punto de venta. Así que quítate la pereza de encima, adopta una actitud positiva y convierte el momento de la compra en una salida con ellos didáctica y, por qué no, también divertida. Eso sí, como seguramente ya te han acompañado al súper más de una vez, acércate ahora con ellos al mercado. Tanto para ti, si no acudes habitualmente, como para los pequeños será todo un descubrimiento que, quién sabe, quizás se convierta en visita semanal o quincenal a partir de ahora. Sería, sin duda, un hábito muy saludable también de cara a cuidar la alimentación de toda la familia. Te explicamos por qué.

Déjalos tocar, mirar, oler…

Muchos niños solo conocen los supermercados. Si les preguntamos, seguro que la mayoría contesta que el lugar donde se compra la comida en casa es el súper y, cómo mucho, la pequeña tienda del barrio. Pero, además del lugar, a muchos niños les son más familiares los productos procesados que los frescos (pollo empanado congelado frente a un pollo entero en la carnicería, ensaladas ya preparadas frente a las hortalizas enteras, atún en lata frente a la pieza de atún fresco en la pescadería…). Descubrámosles, pues, un nuevo mundo y abramos su mente a los productos frescos y naturales, los que deberían conformar y ser protagonistas de nuestros menús en familia, de mayores y pequeños. El mercado es un lugar ideal en el que poner en práctica estos conocimientos. La primera vez que una de nosotras llevó a su hija mayor, esta se quedó con la boca abierta al ver el colorido de las paradas, tanta variedad de frutos y frutas secas (una de nuestras paradas favoritas) y la «cara» de algunos pescados.

Pasar de la parada de frutas y verduras a la de carnes, pescados, legumbres o frutos secos es una delicia para los sentidos. Dejarse aconsejar por los paradistas es otra de las ventajas de los mercados. Son sus productos, escogidos por ellos, y saben exactamente cómo son, qué te aportan y cómo puedes sacarles el máximo partido.

Ir al mercado es, además, un plan de sábado que hasta puede hacerte ahorrar dinero. Es más que probable que lo que compres te resulte más económico que en el súper, pues son productos locales y de proximidad y temporada. Además, es una salida con la que aprenderán, pues conocerán de dónde sale su comida y también oficios diferentes: en la parada del pescado, déjalos que vean cómo el pescadero agarra una lubina y la limpia y la filetea, y lo mismo en la carnicería. En la parada de la fruta, deja que aspiren el aroma de las frutas y anímalos a probar alguna que los atraiga y que todavía no hayas llevado nunca a casa.

El mercado es, además, un buen lugar para repasar matemáticas, pues pueden revisar la cuenta de cada parada y verificar que os dan correctamente el cambio. También puedes recorrer dos o tres paradas de verdura y que ellos te digan en cuál está mejor de precio el género, que vayan apuntando…

Motivos por los que te animamos a comprar en el mercado

- En el mercado solemos adquirir productos locales y de temporada, esto significa que recorren menos kilómetros hasta llegar a nuestras manos, con lo que la huella ecológica que implica comprarlos es menor que si los compramos importados.
- Al ser productos de temporada, su precio suele ser mejor.
- Conservan mejor las vitaminas, ya que no han tenido que congelarse para llegar hasta nosotros en condiciones ni haber sido transportados durante días en cámaras frigoríficas. Esto también repercute en su sabor y frescura, además de en sus beneficios sobre la salud.
- La economía local también se beneficia, ya que la ganancia va directamente al campesino local y no a las grandes cadenas de supermercados.

QUÉ TENER EN CUENTA A LA HORA DE IR A COMPRAR

Desde el momento en que realizamos la lista de la compra hasta que cocinamos los alimentos que hemos ido a comprar podemos explicarles de una manera muy práctica y sencilla qué productos son imprescindibles para seguir una alimentación saludable.

Aquí compartimos algunas sugerencias, recogidas de nuestra experiencia y de la de nuestros amigos, si vas de compras con tus hijos. De esta manera, puedes convertirlo en un rato agradable en el que interiorizarán lo aprendido y con el que crearás momentos de calidad en familia:

- Si tus hijos están empezando a leer, haz que lean todas las palabras que puedan en los paquetes y haz de esto un juego. También los carteles de los pasillos, que busquen dónde está alguna cosa… Es una buena manera de practicar la lectura y de que se entretengan.
- Si son bastante mayores y responsables como para que los dejes «sueltos» por el supermercado, puedes darles una parte de la lista para que busquen algunos productos.
- Juega a los colores: plantéales que escojan un vegetal de cada color y explícales sus beneficios, dónde se cultivan… Eso sí, explícales cómo hacerlo, con el guante y la bolsita y sin toquetearlo todo por respeto a los que las colocan, a los demás clientes, a los propios alimentos y para evitar «contaminarlos» si llevan las manos sucias.
- Mantén a tus hijos concentrados en las compras comentándoles cada cosa que llevas y por qué eliges una u otra,

por ejemplo, o invitándolos a que piensen cómo podréis cocinar después algún alimento: «¿Qué podemos ponerle a esta pasta?», «Pues busca estas verduras y haremos una guarnición de colores».

Antes de salir de casa, organización y lista de la compra
Realizar la compra de alimentos es una tarea que, compartida, resulta mejor y es una buena forma de implicar a los más pequeños en las actividades familiares y de que aprendan a comer de manera saludable casi sin darse cuenta. Si ellos eligen lo que comen, o parte, no hay excusa para no probarlo. Si se los implica, es más fácil.

Antes de salir de casa, revisa la cocina y haz una lista realista basándote en lo que tienes y en lo que necesitas. Pide ayuda a tus hijos para que te vayan «cantando» los alimentos que ven en la despensa.

Una vez que tengas «tu lista», pregúntales qué les gustaría añadir (sabemos que aquí pueden decirnos cualquier «barbaridad»: chuches, patatas fritas, *snacks*…», pero se trata de reconducir esa lista a una saludable) y después hazlos responsables de encontrar esas cosas en la tienda o el súper. Eso es trabajo en equipo.

Mientras hagamos la lista les explicaremos la importancia de comprar y comer:

- Frutas y verduras a diario para conseguir todas las vitaminas, minerales y fibra necesaria que favorecerá sus defensas.

- Leche, yogur y queso a diario para obtener el calcio y la vitamina D necesarios para unos huesos fuertes.
- La pasta, el arroz, las legumbres, la patata o el pan aportarán energía para no estar cansados ni en la escuela ni al practicar deporte.
- La carne, el pescado y los huevos aportan las proteínas necesarias para formar y mantener los músculos.

Sugerencia: para no olvidarte nada de lo que has de comprar, cuelga una pizarra o pequeño bloc en la puerta de la despensa o de la nevera con un lápiz y así irás apuntando a medida que algo se termine o se te ocurra. Anima a los niños a escribir también y así hacerse responsables de la compra familiar. Si hay algo que una de nosotras no soportaba en casa era abrir la nevera y encontrarse un envase vacío y punto. Al final, logré que si terminaban algo, tirasen el envase y, además, apuntasen en un papel que hacía falta reponerlo. No fue coser y cantar, pero al final ¡se consiguió!

Cuando estemos en el súper, la tienda o el mercado

- Una vez dentro de la tienda y con la lista en mano, puedes hacerles responsables de llevar el carro o bien un pequeño cesto con ruedas aparte para que vayan poniendo aquello que les asignes. Cuidado, porque, como veremos más adelante, estos mini carritos para niños son una de las estrategias de *marketing* (*neuromarketing*) de muchos supermercados para que los niños la acaben llenando de caprichos, y nuestra compra, y la cuenta final, se vean aumentadas.

- También pueden ir tachando aquello que ya hayamos comprado e incluir lo que se nos haya ocurrido sobre la marcha.

- Podemos leer con ellos las etiquetas de algunos productos para explicarles algún ingrediente y escoger entre dos o tres y concluir por qué uno es mejor que otro (en función de las grasas o el azúcar que lleven. Estos conceptos se pueden ir introduciendo en su vocabulario ya desde pequeños).

- Leer las fechas de caducidad o de consumo preferente y que ellos valoren si van a comérselo pronto o no para escoger la fecha más lejana o cercana.

- Para no caer en la compra de caprichos hay que evitar ir con hambre. Además, podemos explicarles cómo preparar meriendas sabrosas a base de frutos secos, fruta desecada, fruta fresca, yogur o aceite de oliva realizando apetecibles batidos o un bizcocho casero.

- Es preferible evitar los pasillos repletos de chucherías, galletas, chocolates, etcétera, y pasar por los pasillos de frutas o lácteos, donde podemos dejarlos escoger según sus gustos, eso sí, evitando los lácteos de baja calidad nutricional.

- Explicarles que no existen alimentos «prohibidos», pero que la frecuencia de muchos de ellos es inadecuada y solo deben tomarse en ocasiones especiales, como los refrescos o la bollería industrial.

- Permitirles escoger aquella carne o pescado que más les gusta también es una buena opción.

- Es bueno que se acostumbren a agarrar, tocar o mirar aquellos alimentos que son nuevos para ellos o con los que suelen tener «problemas», ya que familiarizarse con los alimentos promueve una mayor aceptación; lo más probable es que no sea a la primera, pero quizás si a la quinta.

MEJOR DE TEMPORADA Y DE PROXIMIDAD

Muchas veces lo «lejano» y exótico nos resulta más atractivo que lo que ya conocemos y olvidamos aquellos alimentos tan nuestros con los que nos hemos alimentado durante años y que han demostrado con creces sus propiedades saludables. Nos parece más saludable comernos una col kale que hacernos una sabrosa receta con el brécol de toda la vida, y esto lo extrapolamos a la alimentación de nuestros hijos.

Por eso insistimos tanto en que es conveniente volver a los mercados, observar, oler, tocar… y darse cuenta de que lo mejor lo tenemos tan cerca… Hay productos tan nuestros, alimentos habituales de nuestra alimentación y de proximidad, que tenemos tan cerca que es un error no aprovecharlos para realizar menús saludables, sabrosos y completos cada día. Es importante saber que si un alimento es de proximidad, probablemente tenga muchos más nutrientes que los que vienen de lejos y será tan beneficioso porque se ha recogido en el momento óptimo y no ha tenido que madurar en cámaras hasta llegar a nuestras manos, ya que en estos procesos pueden perderse muchas vitaminas.

De la dieta mediterránea

Por suerte, nuestro modelo alimentario es la saludable dieta mediterránea, que puede considerarse un modelo de dieta sano en general. La fruta, la verdura, los cereales, el aceite de oliva como grasa principal, los frutos secos, el pescado… son los alimentos básicos de la tan apreciada dieta mediterránea, que se ha convertido en un modelo de dieta más allá de su estricto ámbito de influencia.

¿Sabes lo que es el kilómetro 0?

Este es un concepto que desde hace un tiempo se ha popularizado entre la población. Se refiere al hecho de acortar las distancias entre la tierra donde se cultiva el alimento y la cocina en la que se prepara. También se basa en el consumo de productos saludables y de temporada, claro está. Esto se traduce en una alimentación más nutritiva, pues los productos de temporada y que no precisan transportarse en cámaras frigoríficas desde lugares lejanos conservan mejor sus nutrientes y también sus propiedades organolépticas.

Ya en algunos establecimientos podemos encontrar platos de la carta o la carta completa que se califican como kilómetro 0. Para que un plato sea considerado como de kilómetro 0 se establece que sus ingredientes sean en un 40 % de origen local, es decir, comprados directamente a un productor local, entre los cuales ha de encontrarse el ingrediente principal de la receta. Además, se estipula que el origen del ingrediente y el lugar en el que se consuma no han de estar a más de cien kilómetros de distancia.

Y es que uno de los objetivos de este «movimiento» es la sostenibilidad, lo que significa que se buscan reducir las emisiones de CO_2 debidas al transporte de alimentos, pues se sabe que los productos que componen una comida pueden llegar a recorrer más de dos mil kilómetros antes de llegar a la mesa. Esta información, que ya conocías o quizás no, también es bueno ir inculcándosela a los niños, no como un recital de teorías, sino pasando a la práctica. Haciéndoles ver, degustar y manipular alimentos de la dieta mediterránea: aceite de oliva, cereales, frutas, legumbres, pescado azul, frutos secos…

AL IR A COMPRAR: CÓMO SORTEAR CON ÉXITO LA PUBLICIDAD Y LOS PUNTOS CALIENTES

Ir a comprar es una conducta que la mayoría repetimos, si no a diario, sí que varias veces a la semana. Supermercados, mercados, colmados, fruterías, carnicerías, panaderías… son un ir y venir de gente a todas horas. Es normal, por tanto, que algo tan cotidiano y que repetimos tantas veces se haya convertido desde hace un tiempo en objeto de estudio por parte de los departamentos de *marketing* y psicología de las compañías. De ahí ha surgido el *neuromarketing*, una tendencia que en los supermercados, por ejemplo, pero también en restaurantes y otro tipo de establecimientos, da pautas para su organización y la forma en que se disponen los productos, ya que se ha visto que es algo que influye directamente en cómo y cuánto compramos los consumidores. Y eso, claro, se traduce en beneficios. No podemos hablar de engaños, pero sí de pequeños trucos que utilizan y que nos hacen «picar». Te explicamos algunos para que los tengas en cuenta, pues seguro que has caído «en la trampa» más de una vez sin ser consciente de ello, y para que, a partir de ahora, con la información en mano, puedas convertirte en un consumidor más consciente y preparado.

Estos son algunos de los trucos que utilizan para dar una mejor salida a sus productos. Abre bien los ojos:

- **El carro:** no sé si te habrás fijado, pero los carros últimamente son más grandes; esto es así para que al llegar a la caja estén bien llenitos. Está demostrado que, si a medida que nos movemos por el súper y vamos llenando, vemos que aún queda espacio o está medio vacío, eso nos anima a comprar más. Además, al llegar a la caja, aunque la cuenta sea elevada, nos da la sensación de que el carro está tan lleno que hasta hemos comprado barato.

  Si vas a comprar poca cosa, evita utilizar carritos de la compra, mejor una cesta. Y recuerda, el minicarrito para niños, tan deseado por estos, puede servir para entretenerles en el supermercado, pero dadles la tarea de colocar alimentos saludables para que no añadan los que ellos quieren.

  En cuanto a los minicarritos para niños que apuntábamos antes, si bien *a priori* parece una buena idea para que se entretengan, se ha estudiado que sale muy rentable al súper y no a nuestro bolsillo, pues son un consumidor más y, por tanto, una compra más. A ese carrito irán a parar aquellos productos que atraen la atención de los niños y que se sitúan en estanterías bajas para despertar en ellos el deseo y que ellos mismos puedan alcanzarlos.

- **La música:** cuando el súper está muy lleno, suelen poner una música rápida que nos lleve a acelerar la compra, y ya sabemos que las prisas son traicioneras y pueden hacernos comprar de manera menos reflexiva y más impulsiva. En cambio, cuando el súper está más vacío, la música relajante nos calma y nos lleva casi a pasear por los pasillos, lo que también hará que seguramente nos llevemos más cosas de las que íbamos a comprar en un principio. En fin, que, de una manera u otra, el establecimiento gana.

- **Zonas frías y zonas calientes:** las zonas frías suelen ser espacios de transición, mal iluminados o bastante escondidos, donde se colocan los productos tradicionalmente considerados de primera necesidad (aceite, arroz...), por la sencilla razón de que siempre tendrás que adquirirlos y no te importará ir en su búsqueda. Los necesitamos sí o sí, y por eso seguro que vamos a por ellos. No han de atraernos.

  Las zonas calientes, en cambio, son aquellas en las que la circulación de clientes es mayor —por ejemplo, un cruce entre dos pasillos o la entrada— y los productos allí colocados tendrán más salida. Es el lugar idóneo para resaltar esos artículos de los que ni nos acordaríamos si no los tuviéramos a la vista. Aquellos productos, en definitiva, que no necesitamos y que responden a una compra totalmente impulsiva.

- **Precios según la altura:** ¿te has fijado que las marcas más caras suelen estar a la altura de los ojos? Las estanterías suelen tener tres niveles: el de los ojos, el de las manos y el de los pies. Pues se ha visto que los productos que pasan del nivel de los pies al nivel de los ojos aumentan en un 80 % su venta.

  - *Ojos*: nivel considerado más adecuado, pues la compra es más espontánea.
  - *Manos*: nos permite alcanzar los productos cómodamente.
  - *Pies*: están los productos de primera necesidad, aquellos que buscaremos y por los que nos agacharemos, pues los necesitamos sí o sí.

- **A la entrada o a la salida:** los principales artículos están lejos. De esta forma, se nos obliga a recorrer casi todo el lugar para llegar a las cosas necesarias. Por el camino seguro que nos tentarán algunos productos que, inevitablemente, acabarán en nuestro carrito.

  Los objetos que se compran por impulso están a la salida. Mientras hacemos cola, estamos parados, por lo que esos productos son más visibles y quizás no puedas resistir la tentación. Suelen ser productos «golosina».

- Si vas a comprar poca cosa evita utilizar carritos de la compra, mejor una cesta. Y recuerda, el mini-carrito para niños, tan deseado por estos, puede servir para entretenerlos en el supermercado, pero dadles la tarea de colocar alimentos saludables ellos mismos para que no añadan los que ellos quieren.

En conclusión…, haz frente a estos trucos

- Evita en lo posible utilizar carritos de la compra, mejor una cesta. Si vas a comprar poca cosa, intenta evitarlos. Y, recuerda, no entres en el juego del minicarrito para niños.
- Haz una lista de la compra y no te salgas de ella. Con ello evitarás la compra de lo que no necesitas.
- Presta atención al tamaño y el precio. Compara cuál tiene la mejor ratio cantidad precio.
- Empieza por el fondo y vuelve hasta el principio. Hacerlo al revés supone avanzar más despacio y la posibilidad de mayores compras.
- Empieza a mirar los estantes por la parte de abajo. Es donde normalmente está el mejor precio.
- Intenta ir directamente a los sitios donde están los productos de tu lista. Si ves algo que te interesa en el trayecto, intenta meditar la compra para evitar la compra compulsiva.
- Sigue el camino recto. Evita ir dos veces a una misma zona, ya que es más fácil caer en un producto que has visto dos veces mientras pasabas.

- Lleva una calculadora. La del móvil, por ejemplo. Utilízala para calcular cuál es la mejor relación de precio entre ofertas, cantidades, etcétera.

- Repasa todo lo comprado antes de pasar por caja. Si hay algo que no debiste elegir por innecesario, caro, etcétera, no nos ha de dar apuro dejarlo en caja en lugar de pagarlo y llevarlo sin necesitarlo ni quererlo realmente.

Mira las etiquetas y fíjate en...

El reglamento comunitario sobre el etiquetado de los alimentos aplicable a todos los Estados miembros de la Unión Europea n.º 1169/2011 se aprobó en 2011 y se aplica desde el 13 de diciembre de 2014. Dos años más tarde entró en vigor la obligatoriedad de poner las indicaciones que hacían referencia a la información nutricional, lo que ha implicado el rediseño de etiquetas para muchos de los productos alimenticios presentes en el mercado. Hoy, en todo producto ha de constar:

- **Información nutricional obligatoria:** Es el valor energético, las grasas, las grasas saturadas, los hidratos de carbono, las proteínas, los azúcares y la sal (esta última sustituye el término usado hasta ahora, sodio). Aparecerá agrupada en el mismo campo visual y expresada obligatoriamente «por 100 ml o 100 g», lo que permite comparar productos. La información nutricional obligatoria puede complementarse, de forma voluntaria, con los valores de otros nutrientes, como los ácidos grasos monoinsaturados y poliinsaturados, polialcoholes, almidón, fibra alimentaria, vitaminas o minerales. El reglamento no establece ninguna disposición para el etiquetado del colesterol, pero impide incluir el valor del colesterol dentro de la tabla nutricional. Toda esta información debe presentarse, si el espacio del envase lo permite, en formato de tabla con las cifras en columna o en formato lineal.

- **Lista de ingredientes**: deben enunciarse de manera clara y concreta para que se transmita una información segura y fiable. Siempre deben figurar en orden decreciente de peso, según se ha incorporado al producto cuando se elabora. Los aceites o grasas de origen vegetal se podrán agrupar en la lista de ingredientes con la designación de «aceites vegetales» o «grasas vegetales» seguido de la indicación del origen vegetal específico.
- **Alérgenos:** deberán indicarse en los alimentos envasados. Los alérgenos se mostrarán mediante una composición tipográfica que los diferencie claramente del resto de la lista de ingredientes, como el tipo de letra, el estilo o el color de fondo.

CUANDO LLEGAMOS A CASA: ORDEN EN LA COCINA

No hace falta tener un espacio enorme o una pequeña habitación destinada para ello. Para disponer de una buena «despensa» basta con un armario, una vitrina o una alacena en la que tengamos todo bien colocado y siempre a mano en la cocina y lo resguardaremos de la luz solar. Sea cual sea el lugar elegido para su colocación, es importante asegurarse de que las superficies estén bien limpias, desinfectadas y secas.

Mientras organizamos la compra podemos formular preguntas a los niños para que interioricen lo aprendido sobre algunos alimentos o resolver las dudas que puedan surgirles, y enseñarles que, una vez comprado, todo debe estar ordenado y limpio también es importante; de esta manera, cuando saquen algo, han de saber que deben volver a ponerlo donde estaba y así sabrán por qué y cómo hacerlo.

En caso de tener un armario despensero o más

- **Agrupa los alimentos:** separa los alimentos por tipos para poder agruparlos en los estantes y encontrarlos fácilmente. Nuestra sugerencia de grupos: pastas con arroces, harinas y legumbres. Líquidos, como leche, aceite y vinagre, con las bebidas. Y las conservas con paquetes pequeños.

  - *Los alimentos que más utilizas*: que suelen ser harinas, arroces, pastas, café…, ponlos en la parte central de la despensa, la que te queda a la altura de los ojos. Puedes reservar un espacio pequeño para las especias que también uses a menudo.
  - *Lo nuevo, detrás*: pon siempre delante lo que caduca antes y detrás lo que acabas de comprar, que caduca después.
  - *Según el peso*: guarda en la parte baja de la despensa lo que más pesa (botellas, leches, aguas…). Crea una

zona con cajones de madera o cestas de fibra para patatas, cebollas… Lo que pesa poco y lo más pequeño (latas, conservas…), ponlo en los estantes superiores.

- **Utiliza tarros de cristal:** una vez que abras un paquete, pasa el contenido a un bote hermético de cristal (los de plástico pueden liberar toxinas que pasan a los alimentos). Usa tarros de varios tamaños: grandes para pastas, medianos para harinas, pan rallado o pasta pequeña y pequeños para frutos secos o sal. Etiquétalos con nombre y fecha de caducidad y no rellenes un tarro que aún tenga producto anterior, pues no compartirán la misma fecha de caducidad. Ten, de cada producto, un paquete abierto y otro por abrir. Cada vez que abras un paquete, sabes que has de reponerlo.

En el caso de tener una despensa…

- **Temperatura:** debe ser un lugar fresco y seco, preferentemente oscuro, que no tenga muchos cambios de temperatura (la ideal es de unos 10 a 20 °C).
- **Ventilación:** renovar el aire es básico. Si tu despensa es una estancia y no tienes ventilación natural, instala un pequeño ventilador extractor (similar al del baño).
- **Accesorios:** es muy útil tener una barra para colgar ajos o tomates y cestas o cajas de madera para alimentos que no van a la nevera, como las patatas y las cebollas, que deberán ir separadas, puesto que las cebollas liberan un compuesto que hace que las patatas duren menos y se

estropeen, así que cada una debe ir en una caja o cesta individual. Por lo general, procuraremos conservar los alimentos en el lugar más fresco y seco, así como protegido de la luz solar.

Nevera y congelador

En cuanto a los alimentos que necesitan frío, es importante tener en cuenta que dentro del frigorífico hay zonas con distintas características y debemos tenerlas en cuenta al ordenar los productos: por ejemplo, en la puerta, donde los cambios de temperatura son más bruscos, guardaremos alimentos poco perecederos o incluso a los que no les resulta indispensable el frío, como las bebidas y los huevos. En la parte superior podemos colocar los productos lácteos y alimentos delicados, y en la parte inferior, las verduras en un cajón o recipiente adecuado para ello. Los alimentos que debamos descongelar, los depositaremos en cajitas o bandejitas con rejilla para que el líquido de descongelación no siga en contacto con la pieza. Además, también se deben colocar en la parte inferior por si desprendiera líquidos accidentalmente.

Los alimentos congelados los llevaremos de la tienda a casa en bolsas especiales y, una vez en casa, es preferible ordenarlos por grupos dentro del congelador, sobre todo por una cuestión de comodidad y organización.

Cuatro apuntes sobre higiene

La cocina debe estar limpia y ordenada, puesto que allí se manipulan los alimentos y la falta de higiene puede crear focos de contaminación y provocar intoxicaciones alimentarias, como la salmonelosis.

- Despensa: debe ser un lugar fresco y ventilado. Se deben alejar los alimentos de la luz y de las fuentes de calor (deben estar a unos 17 ºC) y evitar que estén en contacto con el suelo.
- Frigorífico y congelador: mantenerlos limpios. Lo ideal es lavarlos con agua y jabón antes de meter la compra semanal y cada tres meses realizar una limpieza más profunda.
- Basura: siempre debe mantenerse tapada, lo idóneo es un cubo con pedal.
- Utensilios de cocina: aquellos que se usan habitualmente para la manipulación de los alimentos, como las tablas de cocina, deben limpiarse con agua, jabón y un cepillo después de cada uso. Se recomienda el uso de tablas de madera dura o de plástico rígido, que no tengan defectos y que sean fáciles de lavar. Si es posible, es preferible utilizar dos tablas: una para frutas, vegetales y alimentos listos para comer y otra para los alimentos crudos de origen animal que requieran preparación. Respecto al resto de los utensilios, deben estar limpios y lavarlos cuando se termina de cortar, lavar las tapas de los alimentos enlatados antes de abrirlos y nunca poner alimentos listos para comer en un plato donde se colocó previamente algún alimento crudo (como carne, pollo o pescado).
- Los animales domésticos no deberían entrar en la cocina. Si tienen que comer allí, se debe colocar el comedero en un rincón que debe lavarse tras cada comida.

- Los productos de limpieza deben colocarse siempre separados de los alimentos. En ningún caso pueden entrar en contacto con la comida. Es conveniente disponer de un cierre de seguridad y que no estén al alcance de los niños.
- Bayetas y trapos: se recomienda emplear un trapo o bayeta para cada uso que se deben lavar y escurrir después de utilizarlos. Las esponjas y cepillos quedan perfectos si se lavan en el lavaplatos. El cambio de paños y bayetas debe hacerse a menudo. Los trapos que se utilicen para secar los platos y limpiar la cocina deben estar limpios. Es recomendable lavarlos por lo menos una vez a la semana con agua caliente.
- La zona donde se cocina debe estar limpia y se puede lavar con una solución de cloro especial para usar en la cocina (cuidando que luego no se mezcle con los alimentos) o con alguna solución comercial bactericida. El drenaje del fregadero de la cocina puede ser un foco de acumulación de gérmenes. Se recomienda echar una solución específica desinfectante, especialmente si se ha preparado carne o productos derivados de animales muertos; esto se debe a que estos desechos se quedan en el drenaje y pueden crear un ambiente perfecto para que se desarrollen las bacterias.

Y en la mesa… higiene

Los niños son uno de los grupos de población más afectado por las enfermedades que se transmiten a través de los alimentos. Por ello es muy importante enseñarles a manipularlos de forma adecuada y la importancia de la higiene alimentaria desde pequeños, explicándoles que el alimento puede no verse sucio, pero estar contaminado, y esto puede provocarles enfermedades.

El primer hábito que se les debe inculcar es el del lavado de manos como el mejor remedio para evitar las infecciones alimentarias. Es una de las mejores formas, y más eficaces, de evitar la propagación de los microbios y de protegerlos de muchas enfermedades infecciosas. Hemos de procurar que lo hagan antes de comer, de manipular alimentos y, sobre todo, después de ir al baño. Primero nos tocará repetirlo mil veces, ir detrás de ellos para que lo hagan, hacerlo juntos…, pero al final habrá merecido la pena porque lo llevarán a cabo como un acto mecánico, pues ya se habrá convertido en un hábito. Eso sí, ya que lo hacemos, expliquémoselo bien:

- Mojarse las manos hasta las muñecas, utilizando preferentemente agua templada.
- Frotar enérgicamente con jabón durante quince segundos, asegurando una correcta limpieza entre los dedos y bajo las uñas, ya que son zonas habituales de acumulación de suciedad.
- Tras el lavado, aclarar con abundante agua bajo el chorro, retirando totalmente los restos de jabón.
- Secar las manos con una toalla limpia, papel de un solo uso o secador de aire.

3.

Niños sanos, adultos sanos

Cómo nos alimentamos de niños (incluso ya desde el vientre materno y cuando somos bebés, como apuntábamos al inicio del libro) va a influir no solo en los hábitos que adquiramos para la vida, sino también en nuestro estado de salud a medida que vayamos cumpliendo años. Cada vez se sabe más sobre cómo afecta la alimentación en la infancia a nuestra salud futura y a trastornos que hasta no hace mucho eran exclusivos de los adultos y que ahora ya empiezan a darse entre los pequeños, hasta alcanzar incluso dimensiones de epidemia, como es el caso de la obesidad. Por tanto, nos parece que dedicar unas páginas a comentar las consecuencias que en algunas situaciones tiene una alimentación inadecuada en casa es del todo necesario. Aquí, cobra más importancia que nunca el dicho: «Más vale prevenir».

OBESIDAD

La obesidad es una de las epidemias de los países desarrollados (la OMS la considera la «epidemia del siglo XXI») y, lo que es aún más preocupante: los casos de obesidad aumentan año tras año entre los más pequeños. Si hace treinta años la obesidad era casi inexistente entre los niños y los jóvenes, hoy en día afecta al 15 % de los menores en los países desarrollados; en España, en concreto, al 16 % de los niños de menos de catorce años. Se trata de la enfermedad por nutrición más frecuente de los países desarrollados.

Pero la preocupación principal es la evolución de esta obesidad de niño a adulto. Y más aún cuando se ha visto que muchas veces es un problema arraigado, con su origen en el entorno familiar, pues en casa de un bebé obeso encontramos casi siempre a unos padres y hermanos también obesos. En estos casos, la causa es clara: toda la familia come en exceso y no se hace ejercicio. Es un problema de sobrealimentación y hay que reeducar a todos los miembros de la familia. Sabemos que los malos hábitos alimentarios se transmiten de padres a hijos, por eso insistimos en ser conscientes de que para alimentarlos bien hemos de empezar por alimentarnos bien. El estilo de vida actual fomenta el sedentarismo y unos hábitos nutricionales con exceso de consumo de azúcares (bollería y chucherías) y grasas (bollería, comida precocinada y comida rápida), y en este contexto un tanto «hostil» es donde nos toca actuar. Y es que frente al 95 % de casos de obesidad infantil exógena (es decir, producida por una ingesta excesiva para el nivel de gasto energético), solo en el 5 % de los casos de obesidad infantil hay una enfermedad hormonal o hereditaria que produce obesidad. La inmensa mayoría de los casos de obesidad infantil, por tanto, se debe a hábitos que, aquí está otra vez la buena noticia: podemos cambiar y mejorar.

¿Qué es?

Es un trastorno metabólico que se traduce en una acumulación excesiva de grasa corporal debida a un consumo calórico excesivo acompañado de poco gasto energético (poca actividad física). La medida que nos indica el grado de obesidad es el índice de masa corporal (IMC), que se calcula dividiendo el peso en kilos, entre la talla al cuadrado expresada en metros. Existen tablas donde se puede comparar el IMC del niño o la niña con el resto de la población de su misma edad. Si el valor está por encima del percentil 95, se cataloga de obeso. Si se encuentra entre los percentiles 85 y 95, se dirá que el niño tiene sobrepeso. El sobrepeso es la antesala de la obesidad, por lo que se debe prevenir.

La causa más frecuente de la obesidad es la falta de equilibrio entre el gasto energético y las calorías diarias ingeridas en la dieta. Es decir, la sobrealimentación acompañada del sedentarismo.

Prevención del lactante obeso

Antes de los dos años es difícil reconocer si tiene sobrepeso o es obeso y no hay establecido un criterio entre expertos para definirlo. Lo que sí preocupa, y sobre ello se insiste, es la necesidad de la prevención de la obesidad en la infancia. Y es que, aunque nos gusta ver a un bebé regordete y muchos recuperan un peso equilibrado cuando empiezan a moverse (arrastrarse, gatear, dar sus primeros pasos...), podemos hacer algunas cosas para prevenir la obesidad ya desde los primeros meses de vida:

- Promocionar la lactancia materna exclusiva en los seis primeros meses de vida y la lactancia materna prolongada hasta los dos años o más (según deseen el bebé y la mamá).
- No introducir alimentos (distintos a la leche) antes de los cuatro meses de edad.
- No endulzar los alimentos ni ofrecer bebidas dulces (zumos envasados, bebidas carbonatadas…) a los niños.
- Evitar los alimentos procesados (cereales hidrolizados) o las papillas preparadas y apostar por una alimentación casera y equilibrada, baja en sal, grasas y azúcar.

En el niño…

Estos son los factores de riesgo en la infancia que pueden favorecer la obesidad en la edad adulta:

- Abuso de bebidas dulces en lugar de agua.
- Lactancia artificial.
- Abuso de azúcares refinados (dulces, bollería, golosinas…).
- No seguir una dieta equilibrada en el núcleo familiar.
- No realizar actividad física y sustituirla por actividades sedentarias.
- Ofrecer al niño mayor ración de comida de la que es adecuada para su edad.

El cambio de hábitos en el contexto familiar es clave para instaurar pautas de vida saludable, tanto en la alimentación como en la actividad. Los padres debemos ser un ejemplo para nuestros hijos.

Consecuencias...

El niño que presenta obesidad exógena tiene una edad ósea superior a su edad cronológica, con una talla normal o ligeramente elevada. Puede presentar pubertad precoz (se adelanta el inicio de los cambios puberales; en los niños, antes de los nueve años, y en las niñas, antes de los ocho años) y estrías blancas o púrpuras en la piel.

Entre las complicaciones derivadas de la obesidad ya en la edad adulta encontramos: aterosclerosis, patología coronaria, hipertensión arterial, hiperlipemia (aumento del colesterol LDL con descenso del colesterol HDL, colesterol «malo» y «bueno» respectivamente), diabetes, aumento de los andrógenos, apnea del sueño (cese del flujo de aire durante el sueño), asma, esterilidad, artropatías degenerativas, escoliosis (desviación de la columna), dermatitis en zonas de flexión, alteraciones psicológicas y psiquiátricas, etcétera.

Os recordamos que, como explicamos con detalle en el capítulo «¿Y qué pasa con su alimentación a partir de los dos años?», los adipocitos, las células que almacenan las grasas, se crean en la infancia, por lo que cuanto peor sea la alimentación en este periodo y más sedentarios sean los niños, más adipocitos se crean, lo que aumenta la probabilidad de exceso de peso en la edad adulta.

Síndrome metabólico

A pesar de que los niños no están exentos de padecer este síndrome, un niño con sobrepeso es candidato a ser un adulto con sobrepeso y a sufrir las consecuencias del trastorno metabólico, que consiste en la asociación de varias alteraciones de nuestro organismo (obesidad, resistencia a la insulina –paso previo a la diabetes–, hipercolesterolemia e hipertensión). Y esta combinación explosiva puede dar lugar a problemas cardiovasculares, como el infarto cardiaco o cerebral o a la angina de pecho.

En España, uno de cada tres adultos cumple criterios para sufrir el síndrome metabólico. Entre los adultos obesos, entre el 70 y el 80 % sufren ya este síndrome. La obesidad y los malos hábitos son su causa fundamental y el sobrepeso y la obesidad son los principales factores de riesgo de enfermedad cardiovascular, diabetes y muerte prematura en adultos.

La buena noticia es que este síndrome y el riesgo de padecer un episodio cardiovascular grave pueden ser revertidos cambiando el estilo de vida, bajando de peso y alimentándonos equilibradamente. En muchos casos, se debe recurrir a la toma de fármacos para controlar la tensión arterial, la hipercolesterolemia o la resistencia a la insulina.

Obesidad en la adolescencia

El aumento de la obesidad en la adolescencia responde a factores ya mencionados del entorno familiar, hábitos alimentarios y ejercicio, pero también a algunos propios de la edad y del momento que les toca vivir. Aunque los factores genéticos, hormonales o de salud pueden influir en padecer obesidad, estas causas son las menos frecuentes y lo habitual es la adquisición de unos malos hábitos alimentarios.

- *Hábitos nutricionales*: cada vez más los adolescentes dejan de consumir una «dieta mediterránea» (rica en fruta, verdura e hidratos de carbono complejos) para llevar una dieta rica en grasas y azúcares de absorción rápida; es decir, alimentos que tienen un alto contenido energético y poco volumen (bollería, pasteles o dulces).
- *Sedentarismo*: dejan de hacer actividad física porque sus actividades de ocio son más pasivas (ver la televisión, uso de las redes sociales, acudir a centros comerciales, la consola…)
- *La influencia de la moda*: la publicidad bombardea a los jóvenes animándolos a consumir muchas bebidas y comida calórica y poco saludable (refrescos, comida rápida, *snacks*…).
- *Problemas emocionales*: hablamos sobre todo de ansiedad en el caso de jóvenes con problemas en el colegio o en casa, y la ansiedad se calma comiendo (como una fuente de placer o recompensa).

Las pautas dietéticas que se recomiendan son diferentes en función de si es un adolescente o bien un niño que todavía no ha hecho el «estirón». En el caso del niño, no se deben recomendar las dietas bajas en calorías, sino aconsejar una dieta adecuada para su edad y evitar tan solo la ingesta de alimentos de alto contenido energético, como bollería, chucherías, embutidos… Se recomienda comer cinco raciones de fruta y verdura al día.

En el adolescente ya se puede introducir una dieta hipocalórica durante un tiempo no demasiado prolongado, siempre que hablemos de obesidad, pero bajo control por parte de profesionales para que no afecte a su crecimiento. Se debe aconsejar hacer cinco comidas al día: desayuno, media mañana, comida, merienda y cena, e instaurar buenos hábitos alimentarios.

La actividad física debe ser recomendada siempre, y esto se refiere tanto a la actividad física propiamente dicha como a un estilo de vida activo (subir escaleras en vez de usar el ascensor, desplazarse caminando a los sitios si se puede…). El adolescente debe escoger un deporte que le guste y cuya práctica lo motive. Lo ideal es realizar una actividad física aeróbica regular (natación, ciclismo, correr…) combinada con ejercicios de tonificación (realizadas con el propio cuerpo como sentadillas o zancadas, o bien clases dirigidas) con una periodicidad de al menos tres días a la semana, sin contar las clases de actividad física que se impartan en el instituto.

Las complicaciones de la obesidad son muchas, sobre todo que un adolescente obeso será un adulto obeso. El sobrepeso en el adolescente puede tener una repercusión psicosocial importante y llevar a la baja autoestima, al bajo rendimiento escolar y al aislamiento. La obesidad puede producir alteraciones hormonales, respiratorias (apneas durante el sueño), cardiovasculares (hipertensión arterial), escoliosis o alteraciones cutáneas o digestivas (esteatosis hepática) que disminuyen la calidad de vida del adolescente.

Cuidado con la publicidad

En los últimos años son varios los colectivos profesionales que han puesto el punto de mira en la publicidad. Y son muchas las evidencias científicas que demuestran la gran influencia de la publicidad en la alimentación de los menores. Según la revista médica T*he Lancet*, que dedicó un artículo a la epidemia de la obesidad, en el que se destaca una cifra muy elevada, los niños reciben siete mil quinientos impactos al año de mensajes que les dicen que consuman productos considerados no saludables.

La publicidad infantil no está regulada, solo autocontrolada, por ello no existe una normativa que impida que dichas acciones se lleven a cabo. Si se cumplieran los consejos de la OMS, deberían retirarse tres cuartas partes de los anuncios, ya que el 82 % de los que publicitan alimentos procesados, ricos en azúcares refinados, sal y grasa saturada van destinados a los niños, frente al 33 % de la publicidad dirigida a la población adulta sobre los mismos alimentos. Y los niños no tienen el juicio necesario para discernir entre qué es adecuado y qué no. Además, son muy susceptibles a lo que les gusta. Es realmente sencillo captar su atención y atraerlos hacia un producto concreto; basta con incluir colores llamativos, regalos o dibujos impresos de sus personajes favoritos. Entre los adolescentes, es más efectivo utilizar personajes públicos a los que admiran o relacionar el producto con emociones positivas. En otras ocasiones, se resaltan propiedades nutricionales muy positivas, como, por ejemplo, «rico en vitaminas y minerales», para darle un halo de producto saludable que haga creer a los padres que no es un alimento tan malo, cuando casualmente se trata de productos considerados poco saludables. Cuántas veces hemos oído en casa a nuestros hijos: «Pero si en la tele dicen que es sano, mamá», y se nos ponen los pelos de punta. Los dulces suelen ser uno de los alimentos estrella: galletas, cereales de desayuno azucarados, bollería, helados y otros lácteos, batidos, cacao, chocolate, chucherías...

Otro de los grupos habituales es el que engloba la llamada *fast food* o comida rápida: aperitivos salados, refrescos, bebidas azucaradas... Por lo general, todos ellos son alimentos ricos en calorías, de baja calidad nutricional y alto contenido en azúcar, grasa y sal.

DIABETES

La diabetes tipo 1 era hasta hace poco la más frecuente en niños y adolescentes. De hecho, por eso se la llama «diabetes juvenil». Sin embargo, con el crecimiento del índice de obesidad infantil, asociado a una vida sedentaria y a los malos hábitos alimenticios, los casos de diabetes infantil tipo 2 van en aumento. A esta diabetes se la solía llamar «diabetes del adulto», pero ahora es también común en niños y adolescentes. En este tipo de obesidad, el cuerpo deja de producir las cantidades necesarias o no responde a la insulina adecuadamente.

Los niños y adolescentes tienen un mayor riesgo de sufrir diabetes tipo 2 si tienen sobrepeso u obesidad, tienen antecedentes familiares de diabetes o no hacen ejercicio. Por tanto, volvemos a la dieta como factor decisivo para controlar una patología que puede tener consecuencias muy negativas en nuestros pequeños, ahora y a medida que crezcan. Y es que la diabetes tipo 2 puede afectar a casi todos los órganos principales del cuerpo de tu hijo, como los vasos sanguíneos, los nervios, los ojos y los riñones. Las complicaciones a largo plazo de la diabetes tipo 2 van apareciendo gradualmente. No obstante, con el tiempo, podrían provocar discapacidad o poner en riesgo la vida: altos niveles de colesterol, hipertensión, enfermedades del corazón y de los vasos sanguíneos, accidente cerebrovascular, enfermedad por hígado graso no alcohólico, enfermedad renal, ciertas enfermedades cutáneas… Mantener el nivel de azúcar en sangre casi siempre cerca de lo normal puede reducir en gran medida el riesgo de estas complicaciones.

Factores de riesgo para desarrollar diabetes tipo 2

- *Peso*: tener sobrepeso es el principal factor de riesgo de la diabetes tipo 2. Cuanto más tejido graso tengan los niños (en especial, grasa abdominal), más resistentes a la insulina se volverán las células de su cuerpo. La relación entre la obesidad y la diabetes tipo 2 es más fuerte en los jóvenes que en los adultos.
- *Inactividad*: cuanto menos activo sea tu hijo, mayor será su riesgo de padecer diabetes tipo 2. La actividad física ayuda a tu hijo a controlar su peso, a utilizar la glucosa como energía y a hacer que sus células respondan mejor a la insulina.
- *Antecedentes familiares*: el riesgo de diabetes tipo 2 en los niños es mayor si sus padres o hermanos tienen la enfermedad.

- *Peso al nacer y diabetes gestacional*: nacer con poco peso y el hecho de que la madre haya contraído diabetes gestacional durante el embarazo son dos factores que están relacionados con un mayor riesgo de presentar diabetes tipo 2.
- *Edad y sexo*: en muchos niños, la diabetes tipo 2 se presenta al comienzo de la pubertad. Las niñas adolescentes son más propensas a presentar diabetes tipo 2 que los niños adolescentes.

Cómo prevenir la diabetes en los niños

Se puede prevenir esta enfermedad a partir del nacimiento de los niños apostando por la lactancia materna en lugar de la alimentación artificial, pues juega un papel protector.

Para evitar la obesidad infantil, y también la diabetes, es necesario que los niños disfruten de una alimentación saludable así como de actividad física, evitando que lleven una vida sedentaria, permaneciendo mucho tiempo delante de la televisión, el ordenador o los videojuegos. Restringe el consumo de comidas rápidas, ricas en grasas y azúcar, ya que contribuyen al sobrepeso. Y cuando se tiene sobrepeso, es más probable desarrollar la diabetes tipo 2, pues al cuerpo le resulta más complicado utilizar la insulina correctamente.

Hay estudios que garantizan que los niños que realizan deporte de forma regular podrían tener mejores niveles de glucosa en la sangre que los que no lo practican.

Y haz de todo ello un «asunto» familiar. Las mismas opciones de estilo de vida que pueden ayudar a evitar la diabetes tipo 2 en niños pueden hacer lo mismo para los adultos. La mejor dieta para un niño con diabetes también es la mejor dieta para toda la familia.

Atención a los síntomas

La diabetes tipo 2 se manifiesta cuando el cuerpo se hace resistente a la insulina o cuando el páncreas deja de producir suficiente insulina. La acumulación de azúcar resultante en el torrente sanguíneo puede provocar complicaciones que pueden poner en riesgo la vida.

La diabetes tipo 2 en niños se puede manifestar gradualmente. Aproximadamente el 40 % de los niños que tienen diabetes tipo 2 no presentan signos ni síntomas y se los diagnostica la diabetes en exploraciones físicas de rutina como una simple analítica.

Otros niños, en cambio, pueden presentar:

- Aumento de la sed y necesidad de orinar con frecuencia. El exceso de azúcar que se acumula en el torrente sanguíneo de tu hijo extrae líquido de los tejidos. Como resultado, probablemente tu hijo tenga sed y beba y orine más de lo habitual.
- Pérdida de peso. Sin la energía que proporciona el azúcar, los tejidos musculares y las reservas de grasa simplemente se reducen. Sin embargo, el adelgazamiento es menos frecuente en los niños con diabetes tipo 2 que en los niños con diabetes tipo 1.

- Fatiga. La falta de azúcar provoca cansancio y aletargamiento.
- Visión borrosa, dificultar para focalizar.
- Llagas que tardan en sanar o infecciones frecuentes.

Por tanto, en caso de alguno de estos signos o síntomas, consulta con tu pediatra, pues conviene diagnosticar cuanto antes la diabetes tipo 2. De hecho, se recomienda realizar análisis para la detección de la diabetes en todos los niños y adolescentes que tienen sobrepeso y que presentan al menos otros dos factores de riesgo asociados con la diabetes tipo 2.

¿Y la diabetes tipo 1?

La diabetes tipo 1 no puede prevenirse y los médicos no pueden determinar quién padecerá esta enfermedad y quién no. Sin embargo, los científicos creen que esta enfermedad guarda cierta relación con el factor genético. Los genes, que se transmiten de padres a hijos, son algo así como instrucciones que determinan el aspecto físico y el funcionamiento del cuerpo. Sin embargo, para padecer diabetes no es suficiente haber heredado los genes. En la mayoría de los casos, para que una persona tenga diabetes tipo 1, debe existir otro factor, como la presencia de una infección viral.

CARIES

Al buscar datos sobre la caries nos ha sorprendido comprobar que se trata de ¡la enfermedad crónica infantil más común!, con una prevalencia cinco veces mayor que la segunda, el asma infantil. Y entre los principales causantes, cómo no, está la dieta, de ahí que le dediquemos también un apartado. Con todo lo dicho hasta ahora en el libro, está claro que los productos susceptibles de acabar en nuestra cesta de la compra, y que llegan a nuestros hijos por diferentes canales (publicidad, amigos, fiestas…), están muchos de ellos llenitos de azúcar, lo que explica la incidencia tan elevada de la caries entre los pequeños.

En efecto, el tipo de dieta influye considerablemente en la producción de caries. Y si has leído el libro hasta aquí habrás tomado buena nota de los alimentos que no deberían consumir nuestros hijos, por lo que, de hacernos caso, ya les estarás evitando la aparición de caries, al menos la que se debe a la dieta, pues hay otros factores que predisponen, como también veremos. Y es que una dieta variada, rica en alimentos frescos, con apenas hidratos de carbono refinados (azúcar) y que aporte, entre las vitaminas y los minerales aconsejables, calcio, fósforo, magnesio y vitamina D, es fundamental para mantener unos dientes sanos. Y esto se consigue, una vez más, llevando a cabo una alimentación equilibrada y saludable.

Ya en los bebés

Y es que ni siquiera los bebés están exentos de sufrir caries, porque ¿habías oído hablar de la caries del biberón? Antes se culpaba solo al uso inadecuado del biberón como causante de las caries, y por eso se las llama así. Pero ahora se sabe que las caries de la primera infancia son producto de la exposición al azúcar, la acción de las bacterias de la boca y la resistencia del diente. La exposición frecuente y prolongada a líquidos y sustancias dulces hace que las bacterias de la boca utilicen estos azúcares como fuente de energía para formar ácidos que atacan el esmalte dental. Si al niño se le ofrecen continuamente líquidos dulces, el deterioro del diente es continuo en lugar de presentarse en el momento de las comidas. Por tanto, la costumbre de algunos de «mojar» el chupete en zumo envasado o en un poco de miel o azúcar tiene sus riesgos. Si queremos evitar la caries en la primera infancia, procura:

- Apostar por la lactancia materna, pues es el alimento más saludable para los dientes del bebé porque disminuye el crecimiento bacteriano y la producción de ácido.
- Retirar los biberones a los doce meses y no dejar al bebé en la cuna con el biberón.
- No ofrecer biberones con bebidas dulces: zumos envasados, bebidas gaseosas, agua o leche con azúcar.
- Darle al niño para beber agua entre comidas o leche materna (si se continúa el amamantamiento).
- No se debe usar el chupete de manera prolongada ni untarlo con sustancias dulces (miel, azúcar, sirope…).
- No ofrecer alimentación continua al bebé para calmarlo.
- Después de cada comida se debe tener una rutina de higiene dental. Cuando empiezan a salir los dientes se deben limpiar con una gasita y agua y a los doce o quince meses empezar el cepillado con un cepillo dental adecua-

do y con una pequeña cantidad de pasta dental fluorada especial para niños.

- Se puede empezar a usar seda dental cuando el niño presenta todos los dientes de leche, alrededor de los dos años y medio.
- Inspeccionar los dientes del niño regularmente y comenzar las visitas al dentista a partir de los tres años.

En caso de que aparezcan caries en los dientes de leche, será el odontólogo el que se encargará de dar al niño el tratamiento más adecuado para que no se afecten los dientes definitivos que están por salir cuando caigan los primarios. Lo fundamental es una buena prevención.

Entre los alimentos que más favorecen la aparición de caries, encontramos, como hemos dicho, los hidratos de carbono simples (azúcar, miel, mermelada, golosinas, dulces, refrescos…), que son el elemento básico del que se sirven los microorganismos para producir el ácido que ataca el esmalte dental. Pero, además de lo que se come, también influye en la aparición de caries el tiempo de exposición del alimento al diente. Por eso es conveniente evitar comer entre horas, ya que los restos de alimentos permanecen entre los dientes hasta que se cepillan, favoreciendo así la aparición de caries. Y también un buen cepillado tras cada ingesta, algo, reconozcámoslo los que tenemos niños mayorcitos, que es una lucha diaria… Pero hay que tener en cuenta que cuanto más tiempo se mantiene el alimento en contacto con el diente, más aumenta su capacidad cariogénica (caramelos tipo *toffee*, galletas, piruletas, barritas de cereales…). En concreto, tras veinte minutos de haber ingerido un alimento, la placa comienza a acumularse en los dientes, por lo que es importante lavárselos enseguida. Además, la velocidad a la que se come también influye, de manera que estos niños que tardan mucho en comer propician que sus dientes estén más rato en contacto con el alimento. En estos casos, y siempre, no será nada recomendable que el niño se ponga a merendar delante de la *tablet*, la televisión o el móvil.

Higiene dental y tratamiento

También nos parece interesante en este punto dar algún apunte sobre higiene dental: hasta el primer año de edad basta con limpiar los pocos dientes que el niño tiene con una gasa humedecida. A partir del año y medio, ya se puede introducir el cepillo dental y la pasta, que iremos adecuando a su edad. Este debe tener el cabezal pequeño y las cerdas suaves. Existen cepillos en el mercado que están diseñados especialmente para que los padres puedan cepillar los dientes de los más pequeños. Es importante que los mayores les mostremos cómo hacerlo para que más adelante puedan hacerlo solos: le pasaremos el cepillo con delicadeza después de cada comida. En cuanto a la cantidad de pasta, debe ser mínima (el tamaño de una lenteja).

En cuanto a qué hacer ante una caries, en el caso de los dientes de leche, el odontopediatra valorará la afectación de la caries y os propondrá el tratamiento más adecuado para mantener la pieza sana hasta que llegue el momento de su exfoliación. Las decisiones siempre tienen el objetivo de preservar la formación del diente definitivo sin problemas ni complicaciones.

En los dientes definitivos, el tratamiento suele ser igual que el de un adulto, a no ser que nos encontremos una caries con afectación de nervio en una pieza inmadura (que hace poco que está en la boca), pues entonces puede ser más complicado.

Por tanto, mejor prevenir

Para prevenir la caries, estas son las medidas más importantes:

- Higiene dental adecuada: lo que supone cepillarse los dientes al menos dos veces al día, después de las comidas y, sobre todo, tras la cena, pues por la noche se reduce la producción de saliva, que es un protector natural.
- Completar la higiene con colutorio (esto suele suceder a partir de los seis años, que es cuando se alcanza una maduración neuromuscular suficiente para controlar la deglución del enjuague) e hilo dental o limpiadores interdentales, que permiten eliminar mejor las bacterias que viven entre los dientes.
- Realizar revisiones dentales regulares.
- Limitar la cantidad de azúcar y carbohidratos que come: miel, gaseosas, dulces, pasteles, galletas, caramelos, bebidas con azúcar (incluidos los zumos).
- Si no tenemos el cepillo de dientes a mano tras una comi-

da, masticar chicle sin azúcar puede ayudar a prevenir las caries, ya que estimula la producción de saliva, que ayuda a eliminar los ácidos de los dientes (siempre que sea mayor de tres o cuatro años, pues si no, puede tragárselo con facilidad).

- La prevención es especialmente importante en el caso de los niños, sobre todo cuando salen los dientes permanentes.

OBSESIÓN POR EL PESO

Tras un año de evolución y tratamiento de un trastorno alimentario tipo anorexia o bulimia, un 6 % se cronifican y un 35 % está en riesgo de cronificarse. Cinco años después, el porcentaje de evoluciones crónicas es de un 12 % y quienes aún presentan riesgo son un 22 %. A los diez años se han cronificado un 15 % de las pacientes tratadas adecuadamente en la adolescencia y han fallecido un 5 %.

Son datos alarmantes en relación con unos trastornos que cada vez empiezan antes y que tienen su inicio, muchas veces, en una obsesión por el peso. Y lo peor es que ya no es un tema que afecta solo a adolescentes, sino que las cifras hablan de que el número de niños de entre seis y doce años con trastornos de la conducta alimentaria (TCA) en España ha aumentado un 50 % desde el año 2010. Y, además, ya no es exclusivo de las mujeres, pues los niños varones y adolescentes también los sufren. Y a edades tan tempranas las consecuencias son peores, pues un niño de ocho o nueve años está en un momento clave de desarrollo físico, emocional y cognitivo, y una enfermedad así puede provocar secuelas fatales. Además, muchos adultos que hoy sufren anorexia comenzaron en la infancia con episodios de la enfermedad no diagnosticados. Alteraciones digestivas, osteomusculares, vasculares y mentales (inseguridad frente al cuerpo, capacidad de controlar la alimentación, temor...) se arrastran a veces de por vida.

La obsesión por el cuerpo y el peso empieza cada vez más temprano, y hablamos por experiencia. Ya desde los nueve o diez años es fácil escuchar comparaciones entre amigas (es algo al principio más femenino, pero ellos no se libran) y el acceso más temprano a influencias externas, como *youtubers*, blogueros, publicidad, tiendas de ropa..., hacen un flaco favor para unas cabecitas aún nada amuebladas. Es aquí donde hay que prestar atención, ya que el cómputo de calorías y la restricción de algunos alimentos son conductas peligrosas que pueden desembocar en problemas de salud muy graves tales como una anorexia. Aquí entra otra vez la familia, un entorno que ha de procurar conductas saludables y brindar las explicaciones oportunas cuando toque en el marco de un ambiente tranquilo y con ánimo de compartir dudas, escuchar..., no de atacar, pues los niños y jóvenes tienen una gran influencia del grupo y ahora también de las redes sociales, y lo que allí se cuece... Los especialistas coinciden en que la mala educación alimentaria y una menor atención por parte de los padres debido al estrés laboral son dos causas básicas de la anorexia en niños.

Según las encuestas, el 80 % de los niños de entre once y catorce años se preocupan por su imagen. El dato más preocupante es que en los últimos años el número de menores ingresados en las unidades hospitalarias de desórdenes alimenticios ha ido en aumento.

Los niños en riesgo de padecer un trastorno alimenticio comparten rasgos de personalidad similares: mucha ansiedad, perfeccionistas y tendencias obsesivo-compulsivas. A menudo también son objeto de presiones externas, como el acoso escolar, el abuso o el divorcio de los padres. En estos niños, restringir la ingesta de alimentos es una forma de sentir que tienen el control de su vida. Probablemente el inicio de un trastorno alimentario es la manera que tiene el niño o la niña de expresar que tiene un malestar emocional…, que necesita ayuda.

Un repentino cambio en el tamaño de las porciones ingeridas, evitar los alimentos que antes disfrutaba, aquellos ricos en calorías, y la pérdida de peso repentina son señales de advertencia de que un niño está desarrollando un trastorno alimenticio.

Según alertan algunos especialistas, la tristeza también es un síntoma, pues un niño que no quiere jugar o que se aísla ha de hacernos pensar. Eso, y si dicen muy a menudo que no quieren comer porque les duele la tripa. No significa que un niño no pueda estar triste o desganado un día, pero si eso empieza a pasar día sí y día también, hay que plantearse qué pasa. La prevención y pillar a tiempo un trastorno así es clave para revertirlo. Y es que, detectado a tiempo, en las fases más precoces, es cuando la intervención es más eficaz para resolver cualquier tipo de trastorno relacionado con la alimentación, como la bulimia o la anorexia.

El origen de un posible trastorno de la conducta alimentaria es psicológico: baja autoestima, tendencia al perfeccionismo extremo, impulsividad o bien ideas sobrevaloradas del aspecto físico. La autoestima es la característica más común y el factor de riesgo clave en estos trastornos, pues condiciona una percepción negativa de su aspecto físico.

La preadolescencia y la adolescencia son momentos claves en los que la detección de un trastorno alimentario es crucial. Lo más importante es acudir ante los primeros síntomas a un especialista.

Señales de alarma

En la anorexia, los primeros síntomas son una pérdida de peso autoprovocada de carácter severo, secundaria a una dieta adelgazante. Normalmente, la paciente niega en estas primeras etapas este propósito, aunque constantemente se esté quejando de estar gorda. La desaparición de la menstruación, a veces muy precoz, confirma el diagnóstico.

En el caso de la bulimia, es continuo el comentario de «estoy gorda». Los cambios de humor se hacen evidentes para todos, los atracones y los vómitos pueden permanecer ocultos durante meses hasta que es sorprendida o lo confiesa a alguna amiga. En ocasiones, la única evidencia es la desaparición de alimentos en casa que estaban destinados al uso familiar.

- **Alimentarias:**
  - Sigue dietas restrictivas.
  - Preocupación excesiva por todo lo relacionado con la alimentación.
  - Interés por contar calorías, por las dietas, la composición de los alimentos…
  - Sentimiento de culpabilidad tras la ingesta de alimentos.
  - Comportamientos extraños con la comida: comer de pie, jugar con la comida, esconderla…
  - Encerrarse en el baño después de cada comida.

- **Peso:**
  - Pérdida de peso injustificada.
  - Miedo al sobrepeso.
  - Practicar el vómito autoinducido.
  - Uso de diuréticos o laxantes.

- **Imagen corporal:**
  - Percepción errónea de su imagen corporal (como verse gorda).
  - Intenta esconder su cuerpo con ropa ancha o evitando ir a la playa o la piscina.

- **Ejercicio físico:**
  - Practicar ejercicio en exceso.
  - Utiliza el ejercicio para adelgazar.

- **Comportamiento:**
  - Tristeza.
  - Insatisfacción personal constante.
  - Estado depresivo e irritable.
  - Cambios de humor frecuentes.
  - Aislamiento.
  - Dificultad de concentración.

En el capítulo 4 de la primera parte del libro («Un adolescente en casa») compartimos de forma más detallada las señales que recoge la Asociación Contra la Anorexia y la Bulimia de Cataluña.

4.
Necesidades especiales

ALERGIAS E INTOLERANCIAS

La incidencia de enfermedades alérgicas ha aumentado considerablemente en los últimos años, de hecho, se ha duplicado en los últimos veinticinco años, y las alergias alimentarias no se quedan al margen. Y cuando tenemos niños con intolerancias o alergias alimentarias, el tema de qué comer en casa puede ser mucho más complicado de lo habitual.

¿Cuáles pueden ser las causas?

Además de factores genéticos y ambientales, que ya se ha demostrado que influyen en las alergias alimentarias, son varias las teorías que se postulan respecto a los motivos por los que cada vez hay más niños alérgicos. Entre ellas destaca:

- La introducción temprana de cereales en la dieta de los lactantes (antes de los seis meses), pues las proteínas de los cereales poseen gran capacidad alergénica.
- También la introducción tardía de los alimentos más alergénicos, pues hasta hace poco se creía que protegía del

desarrollo de alergia, pero muchas entidades, entre ellas la Academia Americana de Alergología, han difundido un comunicado rompiendo mitos sobre la introducción de los alimentos en el lactante. Parece ser que la introducción precoz de alimentos altamente alergénicos, como los lácteos, los huevos o los frutos secos, podría proteger contra el desarrollo de alergia alimentaria, de manera que ya no debe esperarse hasta los diez o doce meses de edad, como se decía hasta el momento por algunos especialistas, sino que se aconseja empezar a introducirlos no más tarde de los seis meses. Evidentemente, esto no sería aplicable a los niños que ya presentan algún tipo de alergia o bien tienen eccema atópico.

- La excesiva higiene que envuelve a los bebés en los primeros meses de vida, haciéndolos crecer casi en ambientes estériles, con poca exposición al polvo, tierra o contacto natural con el suelo, puede hacerlos, a la larga, más sensibles de lo normal a alérgenos ambientales como los ácaros del polvo. De hecho, se ha demostrado que los bebés que conviven con mascotas desde el nacimiento están más protegidos frente a las alergias.

- La supresión temprana de la lactancia materna para pasar al biberón. De hecho, se sabe que la lactancia materna es uno de los factores protectores más importantes en las enfermedades en las que se ve afectado el sistema inmune. Así, dar el pecho de forma exclusiva hasta los seis meses podría reducir la incidencia de dermatitis atópica y de alergia a la proteína de la leche de vaca. En cambio, alimentar con leche de fórmula no ofrecería ninguna ventaja en las alergias.

Diferencia entre alergia alimentaria e intolerancia alimentaria

La gente suele confundir las alergias alimentarias con las intolerancias alimentarias (como la intolerancia a la lactosa). Pero estas últimas no implican la participación del sistema inmunitario. De hecho, ocurren debido a un problema para digerir o descomponer determinadas sustancias y sus síntomas no son tan peligrosos como los de las alergias alimentarias.

¿Alergias infantiles temporales o permanentes?

Entre los niños es habitual que aparezcan alergias en los dos primeros años de vida. La leche, el huevo y el pescado son responsables del 90 % de los casos en los menores de un año, y el huevo se revela como el alimento más alergénico en niños de uno a dos años. Pero la alergia, en muchos casos, no suele ser permanente, sino que con los años el organismo es capaz de reaccionar de manera adecuada, aunque todo dependerá de cuál es el alimento que provoca la alergia. Hay algunas alergias alimentarias que son más fáciles de superar con la edad que otras. Por ejemplo, la mayoría de los niños que son alérgicos a la leche, los huevos, el trigo o la soja superan la alergia en torno a los cinco años. Pero solo aproximadamente el 20 % de las personas alérgicas al cacahuete y en torno al 10 % de los niños alérgicos a los frutos secos en general acaban superando sus alergias con la edad. Las alergias al pescado y al marisco suelen aparecer más tarde en la vida de la persona y son incluso más difíciles de superar con el paso del tiempo.

¿Qué ocurre en el cuerpo?

Las alergias alimentarias ocurren cuando el sistema inmunitario considera, por error, que algo que ingiere la persona es nocivo para su cuerpo. En un intento de «proteger» al organismo, el sistema inmunitario fabrica anticuerpos IgE contra ese alimento, que hacen que unas células involucradas en los procesos de reacciones alérgicas (denominadas mastocitos) liberen determinadas sustancias químicas en el torrente sanguíneo.

Una de esas sustancias químicas es la histamina, que actúa en los ojos, la nariz, la piel o el tubo digestivo y provoca los síntomas propios de las reacciones alérgicas.

En cuanto el organismo fabrica anticuerpos contra un determinado alimento, estos anticuerpos lo reconocen de una forma instantánea. Y cada vez que la persona vuelve a ingerir ese tipo de alimento, su organismo vuelve a liberar histamina en el torrente sanguíneo, con lo que aparecen de nuevo los síntomas alérgicos. En las alergias alimentarias graves, se puede producir una reacción alérgica incluso cuando el afectado toca o inhala partículas del alimento alergénico. El hecho de que una persona desarrolle o no una alergia está influido en parte por la herencia. Por ejemplo, si ambos progenitores padecen afecciones de origen alérgico (como el eccema), el niño tendrá entre el 40 y el 60 % de probabilidades de desarrollar algún tipo de alergia, aunque no necesariamente una alergia alimentaria.

Cómo detectar las alergias

Para diagnosticar una alergia alimentaria IgE mediada, las pruebas cutáneas son uno de los métodos más comunes de diagnóstico. La prueba de punción o *prick-prick* consiste en poner una gota del alérgeno, normalmente en el antebrazo, y se hace una pequeña punción en la piel por encima de la gota, midiendo en quince minutos la pápula que aparece si hay sensibilización, es decir, alergia. También se utiliza habitualmente la provocación alimentaria, consistente en eliminar de la dieta durante dos semanas el alimento sospechoso para luego volver a administrarlo, comenzando con dosis muy pequeñas y observando la reacción que provoca. La dieta de eliminación es la primera elección cuando se trata de alergias en los niños más pequeños. Se prescinde del alimento sospechoso y se observa una mejoría evidente en pocas semanas, naturalmente siempre que el alimento eliminado sea el responsable. Si de esta manera no se detecta al culpable, puede probarse con la dieta de provocación.

Es importante remarcar que este tipo de pruebas debe realizarlas siempre el médico, pues su valoración correcta nos dará la información para que nuestros pequeños sigan un tipo de dieta u otra.

NIÑOS VEGETARIANOS

Toda familia que decide seguir una dieta vegetariana, incluyendo a los niños, suele topar con un sinfín de problemas y en ocasiones desprecio por parte del entorno, desde amigos y familiares hasta profesionales de la salud, profesores e incluso desconocidos. Muchas veces es el propio desconocimiento el que los lleva a creer que es una dieta perjudicial para la salud de los niños. Pero una dieta vegetariana, sea del tipo que sea, si está bien planificada y siempre, eso sí, suplementada con vitamina B12, puede ser una dieta tan adecuada como lo sería una dieta omnívora equilibrada.

Por tanto, en respuesta a la gran pregunta: ¿puede un niño ser vegetariano o vegano?, diremos que sí. De hecho, la Academia Americana de Nutrición y Dietética (AAND) se posicionó nuevamente en 2016 indicando que «las dietas vegetarianas (dietas lactoovovegetarianas y veganas) son saludables, ayudan a prevenir y a tratar de forma no farmacológica las enfermedades crónicas más comunes y son sostenibles desde el punto de vista del medioambiente. Estas dietas resultan adecuadas no solo para todas las etapas del ciclo vital (embarazo, lactancia, edad pediátrica, etcétera), sino también eficaces en la reducción de riesgos de cardiopatía, hipertensión, diabetes *mellitus* tipo 2, obesidad y algunos tipos de cáncer».

Aun así, una de las primeras dudas que asaltan a cualquier padre que haya decidido seguir una dieta vegetariana es pensar si el pequeño crecerá correctamente. En este sentido, la Asociación Americana de Dietética (ADA) dice: «Los individuos vegetarianos desde el nacimiento presentan de adultos una estatura, un peso y un IMC similares a los de aquellos que se hicieron vegetarianos en etapas posteriores de su vida, lo cual sugiere que durante la infancia y la niñez las dietas vegetarianas bien planificadas no afectan a la estatura o al peso finales del adulto». Así que, si es vuestra decisión, tranquilos. Eso sí, deben estar bien planificadas, por ello nuevamente queremos recalcar la importancia de consultar a un nutricionista para que os planifique una dieta óptima y os dé todos los consejos necesarios para evitar carencias nutricionales.

Los motivos por los que se decide ser vegetariano son diversos, y todos ellos muy respetables, ya sean éticos, medioambientales, religiosos…, pero el vegetarianismo no tiene por qué ser sinónimo de salud, pues también se puede ser vegetariano y tomar alimentos procesados, comer en proporciones nada adecuadas, etcétera, por lo que lo importante, de nuevo, es llevar una dieta equilibrada a base de alimentos reales, y aquí los vegetarianos parten con la ventaja de que las verduras, las frutas, las legumbres y los cereales son la base de su alimentación.

¿Y no le van a faltar proteínas?

No os preocupéis porque vuestros hijos no vayan a tomar la proteína suficiente, pues, como hemos comentado en el capítulo 2 («Ya tiene seis meses…, ¿y ahora qué?»), lo habitual es un exceso de proteínas en la mayoría de los niños omnívoros, por lo que puede conseguirse proteína de buena calidad si se sigue una dieta vegetariana variada. A las legumbres les falta un tipo de aminoácido que nos aportarán los cereales (metionina) y, a la inversa, las legumbres tienen mucha menos cantidad de lisina y treonina, que sí tienen los cereales, por lo que se consigue una proteína completa al combinar ambos alimentos, sea en la misma comida o a lo largo del día. Además, si las dejamos germinar, en remojo o las cocemos, su absorción será mayor.

¿Y el hierro?

Recordemos que existen dos tipos de hierro: el hierro contenido en los alimentos de origen animal (carne, hígado, pescado azul) es hierro hemo, que se absorbe mejor (entre el 15 y el 35 %) que el hierro no hemo aportado por los vegetales (cereales integrales, legumbres, verduras y hortalizas), aunque también lo tienen algunos alimentos de origen animal, como la leche y el huevo, cuya absorción es de entre el 1 y el 20 %, dependiendo del resto de la alimentación y de factores individuales de absorción. Pero que no cunda el pánico, existen estudios que muestran que la cantidad de hierro no hemo absorbible se adapta a las necesidades individuales de cada momento.* Existe la tendencia de absorber mayor hierro en el intestino y menor excreción en las personas que tienen menores depósitos de hierro. También podemos recurrir a medidas que mejoran su absorción, como combinar los alimentos ricos en hierro no hemo con alimentos ricos en

* Hurrell y Egli, «Iron bioavailability and dietary reference values», *The American of Clinical Nutrition*, 2010, vol. 91, n.º 5.

vitamina C. ¿Y qué alimentos son ricos en vitamina C? Las frutas en general, pero sobre todo la naranja, la mandarina, el kiwi o la fresa. Aun así, será uno de los valores que debemos tener en cuenta y que deben controlarse periódicamente.

¿Y el calcio?

Como comentamos en el primer capítulo de este bloque («Leche y gluten, ¿por qué los eliminas?»), los lácteos no son imprescindibles en la alimentación siempre que se siga una dieta equilibrada y saludable en la que se consigan alcanzar los valores de calcio a través de otros alimentos. En el mismo capítulo se explican con detalle fuentes de calcio alternativas a los lácteos y la importancia de la vitamina D para su absorción.

En conclusión…, ¿qué no debe faltar en una dieta vegetariana?

Para conseguir una dieta completa y equilibrada debemos potenciar la variedad de alimentos: hortalizas, verduras, frutas, cereales, legumbres, frutos secos, semillas, aceite de oliva virgen extra…, para evitar carencias nutricionales. Y, al igual que los niños no vegetarianos, evitar los alimentos superfluos, como bollería, galletas, zumos, chucherías…, ricos en azúcares y grasas saturadas. También hay que tomar sal yodada, intentar que en todas las comidas esté siempre presente la proteína y suplementar siempre la vitamina B12. En cuanto al resto de vitaminas y minerales, será necesario o no suplementarlos estudiando el caso de manera individual.

NIÑOS DEPORTISTAS

La OMS recomienda que los niños de entre cinco y diecisiete años practiquen al menos sesenta minutos diarios de actividades físicas de intensidad moderada o alta. Se aconseja que consistan en juegos, deportes, actividades divertidas, ejercicios programados, educación física, etcétera, aprovechando cualquier momento y todo el entorno del niño: familia, colegio y comunidad. Por lo que desde pequeños debemos animarlos e incluso acompañarlos a practicar ejercicio y dejar la tendencia que va tan en aumento del sedentarismo, muy ligado al estilo de vida de nuestra sociedad actual: videojuegos, tele, *tablets*, móvil, etcétera. En el caso de partir de niños que son sedentarios, se recomienda programar un aumento progresivo, tanto en intensidad como en tiempo, de la actividad y, nuevamente, acompañarlos será el mejor ejemplo, pues se trata de compartir con ellos un tiempo de ocio practicando ejercicio mientras fomentamos un estilo de vida saludable.

Los efectos beneficiosos de la actividad física en niños y adolescentes están más que demostrados, y aquí os recordamos los más importantes:

- Desarrollo óptimo del aparato locomotor (huesos, músculos y articulaciones).
- Desarrollo de un sistema cardiovascular (corazón y pulmones) saludable.
- Mayor control del sistema neuromuscular (coordinación y control de los movimientos).

- Mantenimiento de un peso corporal saludable.
- Efectos psicológicos positivos gracias al control de la ansiedad y la depresión.
- Mejor rendimiento escolar.

Además, puede contribuir a la interacción social, la integración y a fomentar la autoconfianza. Se sabe que también existe una relación entre la práctica deportiva y los hábitos saludables, pues, por ejemplo, los adolescentes que practican deporte regular evitan en mayor medida el consumo de tabaco, alcohol y drogas.

Qué significa «niño deportista»

Cuando hablamos de niños deportistas, nos referimos a aquellos que practican una disciplina deportiva cada día o algunos días de la semana de manera «profesional» (pertenecen a un equipo, están federados, compiten a un cierto nivel…). Y es que, aunque parezca mentira, nos encontramos en la consulta con niños que pueden entrenar entre tres y cuatro horas al día, en deportes muy variados: tenis, artes marciales, danza, baloncesto… El objetivo de la alimentación de estos niños, de igual modo que con los niños que no practican deporte de manera profesional, será aportar las cantidades y la variedad de alimentos necesarios para un adecuado crecimiento, tanto físico como mental. En niños deportistas, la alimentación cobra aún mayor relevancia. Los principios deben ser los mismos que en la población infantil general, es decir, seguir una dieta variada basada en alimentos reales, potenciando frutas y verduras, cereales integrales y proteína de buena calidad, pero teniendo muy en cuenta que los requerimientos aumentan respecto a los niños que no practican deporte, por lo que para planificar la dieta de los niños deportistas deberemos tener en cuenta otros factores:

- Requieren más energía que los adolescentes y los adultos deportistas, ya que utilizan más grasa y menos carbohidratos durante sesiones prolongadas de ejercicio, probablemente debido a una peor coordinación que el adulto. Los movimientos de un niño lo llevan a multiplicar la contracción muscular, con lo que requiere casi un 30 % más de energía por kilogramo de masa corporal para realizar ejercicios.
- Debemos cubrir todos los nutrientes necesarios siguiendo el patrón de dieta equilibrada (proteínas, carbohidratos, minerales, vitaminas, grasas, fibra y agua), por lo que la planificación es clave para conseguir con éxito los objetivos.
- Deben adaptarse las recomendaciones de manera individual al niño o adolescente y al tipo de ejercicio e intensidad que practica.

Lo más importante será proporcionar la energía suficiente para mantener un crecimiento adecuado y evitar así un balance energético negativo, por lo que se adaptarán los requerimientos energéticos a entrenamiento y competiciones.

Para ello debemos escoger alimentos de buena calidad, que incluyan todos los nutrientes necesarios y preferentemente repartirlos entre cuatro y cinco ingestas al día para cubrir los requerimientos y disponer de la energía de manera continuada sin tener que utilizar reservas. Debe tenerse también muy en cuenta la alimentación alrededor de las competiciones, pues es otro momento en el que puede haber un gran desgaste energético, por lo que deberá trabajarse para poder abordar la competición con éxito.

Se aconseja que los niños con una alta carga deportiva lleven un control por parte de un nutricionista especializado en niños y deporte, pues es más habitual de lo que creemos que los niños deportistas no alcancen los nutrientes necesarios: salen del cole corriendo a entrenar y quizás solo toman un «zumo y un bollo», lo que es muy poco apropiado para el esfuerzo que van a realizar. Debemos buscar alimentos de buena calidad, que, además de proporcionarles energía, les ofrezcan calidad nutricional. Los niños suelen entrenar por la tarde, pues durante el día acuden al colegio, por lo que la merienda será una comida muy importante y que nunca deben saltarse, pues es la más cercana a las horas de entreno. Algunos ejemplos antes de entrenar pueden ser:

- Bocadillo de pan integral con tortilla francesa y dos mandarinas.
- Tarrina de humus o guacamole con palitos de pan para «dipear».

Es común que los padres nos comenten que apenas tienen tiempo y necesitan algo rápido; en este caso, la mejor opción es optar por batidos caseros, que pueden aportar energía y nutrientes adecuados. Por ejemplo, batido con leche o yogur natural, copos de avena y frutos rojos (moras, arándanos) o fresas.

Es necesario adaptar un plan alimentario a los horarios escolares, el lugar y la hora de las comidas principales, la distribución semanal de los entrenamientos, la duración e intensidad de la actividad física, el tiempo de descanso…, y así plantear la distribución de las comidas a lo largo del día y días de la semana. Debemos procurar que no sobrepase las dos o tres horas de ayuno entre las comidas principales del día, pues esta simple técnica evitará en muchos casos no alcanzar la energía necesaria para un crecimiento adecuado de los niños deportistas.

5.
Comidas en familia

LOS IMPRESCINDIBLES EN LA DESPENSA

Hemos hablado del momento de la compra, de compartir con ellos la visita al mercado y convertirla en algo periódico, de elaborar una lista para comprar lo necesario, de convertirnos en consumidores conscientes y no dejarnos atrapar por los «trucos» de los comercios y las marcas, de leer las etiquetas, de colocarlo todo bien al llegar a casa, de mantener la cocina y lo que vamos a comer limpio y ordenado… Pues bien, ha llegado la hora de apuntar qué necesitamos para que nuestra despensa tenga los «básicos» para preparar menús saludables y sabrosos toda la semana. Hay unos imprescindibles que no deben faltar para comer bien en nuestro día a día. Como hemos ido repitiendo a lo largo del libro, toda la familia puede comer lo mismo, lo único que tendremos que hacer es adaptar las cantidades a cada uno de los miembros en función del hambre y de las necesidades. El conocido método del plato es una herramienta fácil que nos ayudará a comer de manera saludable y, de paso, a facilitarnos el llenar la despensa de forma adecuada.

Qué es el método del plato

Es una herramienta sencilla y efectiva que, de una forma visual, nos permite distribuir bien los alimentos en el plato, para asegurarnos el consumo de los grupos de alimentos necesarios en las cantidades adecuadas. Algo útil si tenemos en cuenta que en los últimos años la tendencia a aumentar las raciones ha sido excesiva, lo que provoca que se ingieran muchas más calorías de las que deberíamos sin apenas darnos cuenta. Aunque se basa en la utilización de un plato único, también se puede distribuir en primero y segundo.

- **Grupo de las verduras y hortalizas:** han de ocupar la mitad de plato, ya sean verduras cocidas o crudas en forma de ensalada. Aquí entran el tomate, la cebolla, la zanahoria, la lechuga, los canónigos, las espinacas, las acelgas, los champiñones, los espárragos, el brócoli, los pimientos, las berenjenas, el calabacín, la coliflor, la col, la remolacha, los rabanitos, etcétera. Si los cocemos, optaremos por cocciones saludables, como el vapor, el horno, el *wok*, el salteado, la parrilla, en papillote, la plancha, el pochado, etcétera.

  Aquí también podemos incluir alguna fruta, bien formando parte de la ensalada o también tomarla al acabar, como postre.

- **Grupo de los farináceos:** debería ocupar una cuarta parte del plato, y estará formado por tubérculos (patatas, boniatos, yuca...) y cereales (trigo –pasta, pan–, arroz, maíz, quinoa, mijo, cuscús). Algunos ejemplos son: patatas al vapor, chips de yuca al horno, puré de boniato, flanecito de arroz, guarnición de quinoa…

- **Proteicos:** estos también deberían ocupar una cuarta parte del plato, que estaría formada por carnes, pescados, huevos, lácteos o legumbres (lentejas, garbanzos, alubias, guisantes…, que son una interesante fuente de proteínas de origen vegetal). Por ejemplo, una pechuga de pavo a la plancha, un filete de pescado al horno, una tortilla de verduras, unos dados de queso en una ensalada o unas alubias que, si las combinamos con un cereal, nos aportarán una riqueza proteica interesante.

Y todo ello aderezado, como hemos dicho, con frutos secos, semillas, frutas y germinados para alegrar el plato y aportarle nutrientes interesantes, y aliñado con aceite de oliva virgen extra. Y, como bebida de elección, el agua.

Y si queremos tomar dos platos, es tan simple como que el primero sea solo de vegetales en crudo o cocidos y el segundo, dividido en dos mitades: una con alimentos proteicos y la otra con tubérculos o cereales y derivados. Sin excedernos en las raciones, eso sí, que no por tomar dos debemos comer el doble.

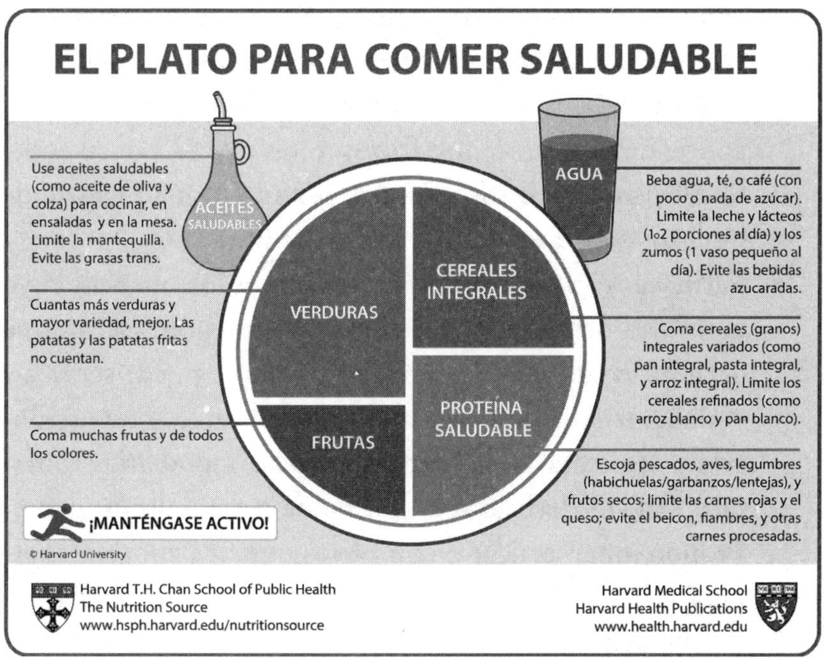

A partir de aquí, es fácil deducir los grupos de alimentos que deben formar parte de nuestra despensa:

- **Verduras y hortalizas**: gracias a su aporte de vitaminas, minerales y antioxidantes, no deben faltar en cada comida principal. La variedad de colores y texturas aporta diversidad de antioxidantes y de sustancias protectoras: calabacín, zanahoria, berenjena, tomate, cebolla, judía verde, coles, espinacas, acelgas, lechuga y otras ensaladas, rábanos, apio, hinojo, espárragos…, hay tantas que es imposible citarlas todas.

- **Frutas**: se trata de variar para que nos aporten vitaminas y nutrientes diferentes: cítricos, kiwi, fresas…, por su riqueza en vitamina C; melocotón, albaricoque…, por su aporte de betacarotenos; frutos rojos, uva…, por su aporte de sustancias antioxidantes; plátano, por su aporte de potasio; manzana, por su aporte de fibra…

- **Farináceos**: en este grupo encontramos los cereales, cuyo consumo debe ser preferentemente integral. Existe una gran variedad, por lo que la dieta siempre puede ser rica y variada: trigo, arroz, avena, quinoa, maíz…, o tubérculos como la patata, el boniato o la yuca. Y podemos tomar también sus derivados en forma de pasta, cuscús, pan… Proporcionan azúcares complejos que nos aportan energía. Se trata de variar y no centrarnos solo en el trigo (pasta, pan…), sino abrir el abanico y dejar que entren en nuestra despensa otros cereales (pan de centeno, macarrones de trigo sarraceno, ensalada de quinoa…).

- **Legumbres**: lentejas, garbanzos, alubias, guisantes…. Son una buena fuente de proteínas de origen vegetal. Sin olvidarnos de la soja y sus derivados (tofu, *tempeh*…), una gran fuente proteica, sobre todo en el caso de dietas ovolactovegetarianas.

- **Lácteos de buena calidad**: leche, yogures, kéfir, queso…

- **Pescados y mariscos**: muy ricos en proteína de buena calidad. Concretamente el pescado azul es un alimento rico en grasas poliinsaturadas tipo omega 3, que tienen un efecto protector sobre el corazón.

- *Ejemplos de pescado blanco*: lenguado, merluza, rodaballo, bacalao, congrio, dorada, gallo, lubina, pescadilla, mero, rape…
- *Ejemplos de pescado azul*: angula, atún, bonito del norte, boquerón o anchoa, caballa, chicharro o jurel, melva, salmón, sardina…
- *Ejemplos de mariscos*: gambas, langostinos, almeja, mejillón, calamar, sepia, pulpo…

- **Huevo**: es la proteína de alto valor biológico por excelencia. Se puede consumir hasta un huevo al día, pero para no desplazar a otros alimentos lo ideal es consumir de dos a cuatro huevos a la semana.
- **Carne**: junto con el pescado y los huevos, es una fuente de proteínas de alta calidad de origen animal. Debemos consumir preferentemente carnes de ave frente a las carnes de res.

  - *Carne blanca*: se aconsejan de dos a tres raciones a la semana (pollo, pavo, conejo…).
  - *Carne roja*: se aconsejan menos de dos raciones a la semana (ternera, buey…).
  - *Carnes procesadas* (embutidos grasos, salchichas, hamburguesas…): se aconseja máximo una ración a la semana, por su alto contenido en grasas saturadas y colesterol.

- **Aceite de oliva**: debe ser la grasa de elección principal para cocinar y aliñar.

- **Frutos secos**: nueces, almendras, avellanas, pistachos… son fuente de proteína vegetal, grasas saludables y fibra.
- **Semillas**: de lino, de sésamo, de calabaza, de girasol… Son nutritivas y aportan textura y sabor a muchos platos.

Una vez que nuestras despensas disponen de los alimentos saludables, solo hace falta ponerse manos a la obra. Podemos cocinar recetas más tradicionales que nos han enseñado nuestras madres y padres y que, a su vez, nosotros enseñaremos a nuestros pequeños, o bien incorporar nuevos platos, más actuales, con técnicas culinarias nuevas, incluso inspirarnos en otras culturas y con ingredientes para algunos exóticos, al menos en determinados platos. Solo hace falta un poco de imaginación y curiosidad para cocinar platos variados, saludables y apetecibles.

TODOS COCINAMOS
Alimentos que más les cuesta comer…, házselo agradable

Fruta y verdura
Pese a las recomendaciones de consumir al menos cinco raciones diarias de frutas y verduras, solo un 5,2 % de los niños toman tres piezas o más de fruta al día y el 30,2 % toman dos raciones de verduras u hortalizas, ambas muy por debajo de las raciones recomendadas.

Los estudios también muestran que con la edad se tiende a disminuir el consumo de frutas y verduras, por ello, volvemos a insistir en que se deben fomentar unos correctos hábitos alimentarios durante la infancia, tanto en el entorno familiar como en el escolar. Si conseguimos que durante la infancia los más pequeños coman fruta y verdura a diario en las cantidades adecuadas, es muy probable que mantengan estos hábitos en la edad adulta. Y dar ejemplo es una de las claves que, tarde o temprano, dará sus frutos. Además...

- Poner la fruta visible para los niños: una fuente o frutero en medio de la mesa con piezas de fruta de temporada, pues poseen más sabor, color y aroma. Si la ven, incentivamos su consumo.
- Presentarla de manera vistosa y atractiva: con formas, en brochetas...
- Siempre encima: las frutas como el plátano, las mandarinas, la naranja, la manzana o la pera son muy fáciles de transportar, pueden llevarse fácilmente en el bolso, la mochila o en el coche, siempre a mano por si los pequeños tienen hambre.
- Combinar frutas y verduras con otros alimentos: espirales integrales con verduritas, frutas con cereales o yogur, tostadas con plátano...
- No utilizarlas como castigo ni obligar a comer: «Si no haces esto, hoy habrá verdura para cenar» (porque sabemos que no les gusta tanto). Se trata de ofrecerlo como algo rico y apetecible, que vean incluso como un premio más que un castigo.
- Respetar sus gustos, de manera que si prefiere unas frutas y verduras en concreto, no hay que insistir en las que no

quiere, sino fomentar maneras de consumir las que ya le gustan. Más adelante podemos incluir nuevas.

- Que participe en la preparación de los platos, en pensar formas de presentarlos…, así se sentirá más integrado y estará más predispuesto a probar alimentos que ha escogido o que ha podido preparar.

No tenemos por qué relegar las frutas solo al postre, aunque si los acostumbramos a que lo tomen, será una excelente manera de asegurar su consumo. Aquí tienes algunas recetas distintas y atractivas:

ENSALADA TROPICAL

Ingredientes (4 personas):

- 1 mango
- ½ aguacate
- 6-7 fresones
- 1-2 plátanos
- 1-2 kiwis
- 1 lima
- Jengibre al gusto
- Hojas de espinaca frescas
- Aceite de oliva
- Sal
- Pasas y piñones

Preparación: Picar el jengibre y la hierbabuena y añadir el zumo de lima y un chorrito de aceite. Mezclar hasta que esté todo bien triturado. Aparte, trocear toda la fruta pequeña y ponerla en un bol. Añadirle la vinagreta anterior y un poco de sal y remover. Apartar hasta el momento de tomar, cuando añadiremos unas pasas y piñones por encima.

BROCHETA DE FRUTAS

Ingredientes (1 persona):
- 3-4 fresas
- ½ plátano
- ½ melocotón

Preparación: Pelar y cortar a dados el melocotón, pelar y cortar a rodajas gordas el plátano (para que no se rompan), lavar y quitar la corola (hojas verdes) a las fresas. Pinchar las frutas en la brocheta. Listo para comer. Cabe decir que la brocheta puede hacerse con cualquier tipo de fruta que apetezca.

BOL DE YOGUR CON FRUTAS Y VIRUTAS DE CACAO

Ingredientes (1 persona):
- 1 yogur natural
- 1 plátano
- 1 cucharada de trozos de fresa
- 1 cucharada de trozos de kiwi
- 1 cucharada de trozos de melocotón
- 1 cucharadita de sésamo
- 1 cucharadita de virutas de cacao

Preparación: Poner en una copa los trozos de fruta. Cubrir con el yogur previamente batido con el plátano. Espolvorear por encima con el sésamo y las virutas de chocolate.

Legumbres

Tampoco están entre los alimentos favoritos de algunos niños. De hecho, se aconseja un consumo mínimo de dos veces a la semana; la ración para el adulto debe ser de 60 u 80 gramos en crudo, adaptable a los niños en función de la edad, pero pocas veces se alcanza.

Para hacerlas más apetitosas podemos presentarlas de una forma bonita en el plato, pues es verdad que un guiso de lentejas con verduras puede no resultarles atractivo. Nosotros sabemos que es delicioso, pero los niños quizás no quieren probarlo por el aspecto. De nuevo, aquí tienes algunas recetas:

EMPEDRADO DE ATÚN

Ingredientes (4 personas):
- 800 g de judías blancas cocidas
- 1-2 latas de atún en aceite de oliva virgen extra (al gusto)
- 2 cebollas pequeñas
- 1 diente de ajo
- Olivas negras
- Perejil picado
- Aceite de oliva virgen extra
- Vinagre
- ½ cucharadita de mostaza
- Sal y pimienta

Preparación: Escurrir las alubias una vez cocidas, mezclarlas en un bol con el atún previamente desmenuzado con la cebolla, el ajo y el perejil picado fino. Mezclar el aceite con el vinagre y la mostaza. Salpimentar y añadir las alubias. Dejar macerar durante una hora removiendo de vez en cuando. Servir decorado con las olivas negras.

HAMBURGUESA DE LENTEJAS

Ingredientes:
- 250 g de lentejas
- 5 g de harina de trigo integral
- 1 cebolla
- 3 dientes de ajo
- Aceite de oliva virgen extra
- Sal y perejil

Preparación: Una vez cocidas las lentejas, escurrirlas y verterlas en un bol. Con un tenedor o una batidora las trabajamos hasta conseguir una pasta. En otro bol mezclar la cebolla rallada, los ajos bien picados, la sal, el perejil y la harina. Añadir esta mezcla a la pasta de lentejas y mezclar hasta que se forme una masa. Dejarla reposar unos minutos. Formar las hamburguesas con las manos (puede que necesitemos pan rallado o harina para facilitar la forma) y freírlas por ambos lados hasta que se doren.

HUMUS

Ingredientes:
- 250 g de garbanzos
- Zumo de 2 limones (o al gusto)
- 3 cucharadas de tahini
- 1 diente de ajo, aplastado
- 1 cucharadita de sal
- Aceite de oliva

Preparación: Una vez cocidos los garbanzos, escurrirlos y verterlos en un bol. Batir los garbanzos con el agua de la cocción hasta crear un puré homogéneo. Añadir el tahini, el diente de ajo pelado y machacado, el zumo de limón y la cucharada de sal. Mezclar entre 3 y 5 minutos con un tenedor, hasta que tenga una consistencia suave. Servir en un plato y añadir aceite de oliva al gusto. Servir con pan de pita fresco o con palitos de zanahoria o apio.

CROQUETAS DE GARBANZOS Y ESPINACAS

Ingredientes:

- 250 g de garbanzos cocidos
- 50 g de espinacas
- 1 cebolla
- 1 zanahoria
- Ajo
- Perejil
- Comino en polvo
- Huevo
- Pan rallado
- Aceite de oliva virgen extra

Preparación: Pelar y trocear la cebolla y el ajo. Saltear con aceite durante tres minutos. Añadir las espinacas finamente picadas y la zanahoria rallada finita, el perejil, la sal y el comino y saltear durante un par de minutos. Triturar los garbanzos y añadir a la mezcla. Mezclarlo todo hasta que sea una masa consistente y compacta. Si queda muy blanda, puede añadirse harina (preferentemente integral). Dar forma de croqueta, pasar la masa por el huevo y empanarlas con el pan. Pueden freírse en aceite de oliva o cocinarse al horno.

Pescado

Las espinas, el poco sabor de algunos pescados o el sabor demasiado marcado de otros, el aspecto o la textura convierten al pescado en uno de los alimentos que más les suele costar comer a los niños, o lo hacen, pero con quejas. Estos trucos pueden ayudarte:

- Escoger pescados con poca espina (rape, merluza…) o piezas de pescado sin espina (lomos o corazones). Podemos adquirir filetes congelados sin espina; la calidad nutricional del pescado congelado será buena siempre que su congelación y conservación en frío haya sido correcta.

- Ofrecer diferentes variedades de pescado. Existen muchas variedades de pescado y muchos tipos de preparaciones posibles; quizás el bacalao no sea bien aceptado, pero sí lo sea la merluza, tal vez no soporte las sardinas, pero sí los salmonetes, juguemos con la variedad y poco a poco iremos introduciendo más diversidad a la dieta.

- Optar por las conservas de pescado: el pescado en conserva puede dar mucho juego y ser un gran aliado. Bonito, atún, sardina, anchoa… pueden formar parte de las comidas o incluso de los bocadillos.

- Introducir el pescado en platos que le gusten: espaguetis con trocitos de salmón, puré de verduras con pescado, croquetas o buñuelos de bacalao, albóndigas o hamburguesa de merluza, empanadillas de atún… Aquí van algunas de nuestras favoritas:

HAMBURGUESA DE PESCADO

Ingredientes (4 hamburguesas):

- 4 filetes de merluza medianos
- 1 cebolleta
- 1 diente de ajo
- 1 huevo
- 2 cucharadas de pan rallado
- 1 cucharada de perejil picado
- Sal y pimienta

Preparación: Pasar por la picadora los filetes de merluza. Aparte, troceamos bien pequeña la cebolla, junto con el ajo y el perejil, y lo añadimos a la merluza. Incorporar el huevo, el pan rallado, la sal y la pimienta al gusto. Mezclar bien y formar cuatro bolas que después aplanaremos sobre papel film o de horno. Ya están listas para freír en una sartén con una gota de aceite. Las podemos tomar dentro de un panecillo, acompañadas simplemente con ensalada.

EMPANADILLAS AL HORNO DE ATÚN

Ingredientes (4 personas):

- 1 paquete de empanadillas
- 2 huevos
- 4 latas pequeñas de atún al natural
- Tomate triturado natural (o salsa de tomate casera si tienes)

Preparación: Cocer los dos huevos, pelarlos y triturarlos con las latas de atún y el tomate triturado (la cantidad dependerá de lo jugoso que quieres que te quede el relleno). Añade un chorrito de aceite de oliva y una pizca de sal. Rellenar las empanadillas, no demasiado, para poder cerrarlas bien. Cerrar y sellar con un tenedor. Precalentar el horno a 180 ºC con calor arriba y abajo. Batir un huevo y pincelar la superficie de las empanadillas por el lado que queda arriba (no hará falta darles la vuelta). Hornear hasta que estén doradas. Servir calientes o frías.

ALBÓNDIGAS DE PESCADO

Ingredientes (4 personas):

- 500 g de rape (u otro pescado)
- 50 g de pan rallado
- 1 cebolla
- 1 diente de ajo
- 2 huevos
- Aceite de oliva
- Perejil
- Sal

Preparación: Desmenuzar el pescado con las manos bien pequeño. Rehogar la cebolla y el ajo bien troceados hasta que estén dorados. Añadir el pescado, mezclar bien y añadir el perejil y la sal. Retirar del fuego y dejar que se enfríe la mezcla de pescado. Batir los huevos y añadirlos con el pan rallado al pescado. Formar bolitas con las manos enharinadas o con una cuchara. Pasarlas por harina y freírlas en una sartén con abundante aceite caliente hasta que se doren. Escurrir sobre papel de cocina y listas para comer.

Los alimentos que sí les gustan

Pasta, arroz, pollo, ternera, patatas… son alimentos que los niños comen más fácilmente y a los que no nos hacen ascos. También depende de cómo los presentemos y con qué los acompañemos, pero en general son bien aceptados. Aquí te damos algunas ideas diferentes para prepararlos, así como algunas con alimentos diferentes que también puedes ir introduciendo en su dieta (cuscús, quinoa, yuca…) para darle variedad.

CHIPS DE YUCA

Ingredientes:
- 1 yuca
- Aceite de oliva
- Pimienta y sal

Preparación: Lavar y pelar la yuca con ayuda de un pelador de patatas, cortar las chips finas, mejor alargadas, para que queden crujientes. Se pueden hornear a 200 ºC y listas.

NOODLES DE GAMBAS Y VERDURAS

Ingredientes (2 personas):
- 200 g de *noodles*
- 12 gambitas peladas
- 1 pimiento verde
- 6 espárragos verdes
- 1 zanahoria
- Salsa de soja
- Agua
- Sal

Preparación: Cortar en trocitos la zanahoria, el pimiento y los espárragos. Poner la sartén al fuego sin aceite y, cuando esté bien caliente, añadir aceite de oliva y saltear las verduras un par de minutos para que queden al dente. Añadir un chorrito de soja al final. Cocer los *noodles* el tiempo indicado en el envase. Añadir a las verduras una cucharada de soja y un vasito de agua removiendo bien e incorporar los *noodles* escurridos y saltearlo todo junto. Incorporar las gambitas, saltear un par de minutos y servir.

CUSCÚS CON VERDURAS Y POLLO

Ingredientes (4 personas):
- 400 g de pechuga de pollo
- 250 g de cuscús
- 1 vaso de agua
- 1 limón
- 1 cebolla
- 1 pimiento pequeño rojo y otro verde
- 2 cebollinos
- 2 zanahorias
- 1 tomate
- Sal y pimienta

Preparación: Cortar las pechugas de pollo a daditos, rociarlas con zumo de limón, sal y pimienta y reservar. Mientras, cortar la cebolla, los pimientos, los cebollinos, las zanahorias y el tomate en rodajas o a daditos.

Poner a fuego lento con aceite de oliva virgen extra todas las verduras excepto el tomate, que echaremos cuando el resto esté algo blando. Dejar cocinar a fuego lento unos 10 minutos y salpimentar al gusto. Retirar y en la misma sartén saltear el pollo. Cuando esté dorado, añadir la mezcla de verduras y el tomate.

Preparar el cuscús (añadimos la misma cantidad de agua hirviendo encima, tapamos y esperamos 5 minutos). Cuando esté hecho, mezclamos con las verduras y servimos.

HAMBURGUESAS DE AGUACATE Y QUINOA

Ingredientes (6 hamburguesas):

- 1 aguacate maduro
- 40 g de quinoa
- ½ cebolla roja
- Ajo
- Pimienta y sal
- Pan rallado
- Aceite de oliva

Preparación: Enjuagar la quinoa y cocer en abundante agua hirviendo durante unos 10 o 12 minutos. Enjuagar y escurrir muy bien.

Sacar la pulpa del aguacate y trocear en un bol. Añadir la ralladura de limón y el zumo y machacarlo todo con un tenedor. Añadir la cebolla y aderezar con ajo, pimienta y sal.

Agregar la quinoa y mezclar muy bien, hasta que sea una masa homogénea. Será pegajosa, pero podremos darle forma con las manos humedecidas. Añadir un poco de pan rallado. Formar minihamburguesas y rebozarlas por ambas caras, presionando suavemente.

Calentar una sartén o plancha antiadherente con un poco de aceite y cocinar las minihamburguesas.

Desayunos y meriendas muy sanos

A muchos padres nos cuesta pensar en opciones de desayuno, tanto en casa como para el colegio, y de meriendas que resulten apetecibles para los niños y, además, sean saludables. Sabemos que por las prisas, las insistencias de ellos, el que están muy a mano en la tienda de abajo…, los bollos son un recurso fácil, pero se trata de implicarse un poco, también a ellos, y preparar sanos tentempiés para cuando están en el colegio o fuera de casa, así como desayunos para hacer en familia. Además, lejos de lo que nos pensamos, no requieren mucho tiempo, sino que se preparan rápido, pues somos conscientes, porque lo vivimos a diario, de que las mañanas en casa con niños pueden convertirse en una auténtica carrera contrarreloj. También se trata de eso, de intentar que no lo sean tanto, levantarse un poco antes y dedicar algunos minutos (no más) a desayunar sentados y a preparar el desayuno del recreo o la merienda con más calma. Entre todos y en un ambiente más relajado, resulta mucho mejor.

Desayuno

Después de horas de ayuno sería importante que los pequeños de la casa desayunasen algo antes de ir al colegio para asegurar un óptimo rendimiento. De todas formas, como hemos apuntado en apartados anteriores, hay niños a los que no les entra nada a primera hora y no se trata de forzarlos. Sí que podemos procurar que al menos tomen un poco de fruta o un vasito de leche y, sobre todo, que el almuerzo que hagan a la hora del recreo sea más completo. Algunas opciones para casa si le apetece desayunar al levantarse son:

- Rebanada de pan con tomate triturado natural, un chorro de aceite de oliva virgen extra con dos lonchas de queso fresco o de bonito en lata y un bol de fresas troceadas.
- Yogur natural con fresas troceadas y un puñadito de avellanas.

- Rebanada de pan integral con queso fresco, láminas de pera y almendras laminadas.
- Pan de chapata con aceite de oliva virgen extra con jamón serrano (de buena calidad) acompañado de batido de yogur, naranja y plátano.
- Un vaso de leche con copos de maíz, fruta troceada y un puñadito de frutos secos.
- Bizcocho casero hecho con aceite de oliva, harina integral, ralladura de limón, huevos y dátiles acompañado de un bol de yogur y fruta natural troceada.
- Vaso de leche entera con cereales integrales (no chocolateados ni azucarados) con un puñado de frutos secos acompañado con dos kiwis troceados.

Una opción muy habitual en países europeos como Alemania, Austria o el Reino Unido, aunque con variaciones, consiste en preparar copos de avena con fruta y leche. Sería el *porridge*, pero se le pueden añadir o quitar ingredientes. Aquí te proponemos unas gachas de avena con plátano y canela. Y como muchas mamás y papás nos preguntan cómo prepararlas, nos permitimos pasarte nuestra receta:

NUESTRO DESAYUNO CON AVENA

Ingredientes (1 ración):
- 1 tacita de leche
- 4-5 cucharadas de copos de avena
- ½ plátano
- Canela

Preparación: En un cazo a fuego medio, poner la leche y los copos de avena. Dejar que hierva de forma continua durante 5 o 6 minutos removiendo a menudo para que la mezcla quede uniforme y cremosa. Uno o dos minutos antes de que las gachas estén en su punto, picar el plátano, echarlo a la cazuela y remover. Servir en un bol, dejar reposar 10 minutos y espolvorear la canela por encima. Se puede añadir una cucharadita pequeña de miel (opcional).

Tentempié para la hora del recreo o la merienda

Incluir ingestas complementarias a media mañana y en la merienda proporciona a los niños los nutrientes y la energía más repartida a lo largo del día, evitando que lleguen con mucha hambre a la hora de comer o cenar. Algunas opciones son:

- Un vaso de leche con una manzana mediana. Es preferible acostumbrar a los pequeños a tomar la fruta con piel para aumentar el consumo de fibra.
- Bocadillo de pan integral con tomate y aguacate.
- Bocadillo de pan integral con queso fresco y humus y una mandarina o nectarina (según la estación).

- Un minitáper con trigo inflado (sin azúcar) y un par de ciruelas.
- Una manzana y un yogur bebible natural (sin azúcar).
- Láminas de pera, manzana o plátano y crema de chocolate con avellanas (casera).
- Rebanadas de pan con aceite de oliva y dos mandarinas.
- Bastones o palitos de pan, mejor integrales y sin sal, con queso fresco batido, requesón, humus o guacamole. El queso puede presentarse batido u ofrecerlo en una fiambrera. Untar los palitos en el queso siempre es muy apetecible y divertido para los niños.
- Frutos secos crudos o tostados (sin sal), como nueces, almendras o avellanas, con plátano.
- Frutas desecadas (pasas, orejones o ciruelas pasas, entre otras) mezcladas con semillas o pipas (semillas de chía, lino, amapola..., pipas de girasol, calabaza...) con un yogur natural.

Podemos ofrecer los bocadillos más clásicos de embutidos no grasos, como jamón serrano, jamón cocido o pechuga de pavo, siempre buscando los de mejor calidad, un máximo de una vez a la semana para no exceder los límites recomendados por la OMS, pero también pueden ofrecerse bocadillos alternativos, tanto vegetales como con pescado o lácteos. Aquí tienes una muestra de bocadillos alternativos al embutido:

- Bocadillo de aguacate, tomate y lechuga.
- Bocadillo de humus con pimiento rojo asado.

- Bocadillo de queso con brotes de soja y pepino a rodajas.
- Bocadillo con queso, dátiles y nueces.
- Bocadillo de tahini con frutos rojos.
- Bocadillo de humus de cualquier tipo.
- Bocadillo de atún con olivas y pimiento asado.
- Bocadillo de tortilla francesa y pan con tomate.

Apunte sobre el azúcar

Como verás, todas nuestras propuestas están exentas de cualquier endulzante natural o artificial, pues apostamos por aprovechar el propio dulzor de los alimentos que utilizamos. Con el tema de los edulcorantes, además, si bien no nos aportan calorías y no son azúcar, sí que contribuyen a acostumbrar al paladar al excesivo sabor dulce, pues el poder endulzante de la mayoría es superior al propio azúcar. Por tanto, prescinde de todo añadido para endulzar y saca partido del que nos brindan los propios alimentos.

NUESTRA CREMA DE CHOCOLATE Y AVELLANAS CASERA

Ingredientes (6-8 personas):
- 130 g de avellanas naturales
- 6 dátiles
- 150 ml de leche
- 4 cucharadas de cacao puro

Preparación: Batir las avellanas a máxima potencia, añadir a la mezcla los dátiles grandes y jugosos deshuesados, la leche y el cacao puro. Picar de nuevo. Puede añadirse si se desea 1 cucharada de aceite virgen de coco o 1 o 2 de aceite de oliva virgen extra. Listo para untar.

NUESTRO BIZCOCHO CASERO
CON DÁTILES Y ZANAHORIA

Ingredientes (6-8 personas):

- 120 g de dátiles
- 190 ml de leche
- 4 huevos
- 60 g de aceite de oliva
- 200 g de harina integral
- 4 zanahorias
- ½ sobre de levadura
- ½ sobre de bicarbonato
- ½ cucharadita de jengibre molido
- 1 cucharadita de sal

Preparación: Triturar en un bol los dátiles con 100ml de leche hasta formar una pasta. A continuación, añadir los huevos y batir hasta formar una espuma. Incorporar al bol el resto de la leche y el aceite de oliva. Rallar las zanahorias y añadir a la mezcla la levadura, el bicarbonato, el jengibre molido, la canela, una pizca de sal y la harina integral. Mezclarlo todo bien, enharinar un molde y añadir la masa. Hornear (en el horno precalentado a 180 ºC) durante 50 minutos. Pasado este tiempo, retirar del horno y pinchar el bizcocho con un palillo en el centro, si la masa está cruda, dejar cinco minutos más.

NUESTRAS GALLETAS DE AVENA

Ingredientes (20-25 galletas):

- 120 g de dátiles
- 1 huevo
- 50 ml de aceite de oliva
- 100 g de harina integral
- ½ sobre de levadura
- 60 g de copos de avena

Preparación: Triturar los dátiles en un bol. Batir el huevo y mezclarlo con el aceite de oliva y con los dátiles. Agregar la harina integral, la levadura y los copos de avena y seguir mezclando. Una vez que esté bien mezclado, con las manos enharinadas preparamos pequeñas bolitas que aplastaremos para darles forma de galleta. Las dejamos reposar 1 hora en la nevera envueltas en papel film. Precalentar el horno a 190º. Ponerlas en una bandeja, dejando espacios entre ellas y hornear entre 10 y 15 minutos.

CONSUMO RESPONSABLE

Nos gustaría acabar con un apunte sobre el consumo responsable en los niños. Vivimos en una sociedad de consumo, es un hecho, pero pensar eso y no hacer nada porque no vale la pena no es válido. Somos padres y está en nuestras manos formar al consumidor del futuro, nuestros hijos, pues nosotros podemos analizar y valorar los pros y los contras de un consumo excesivo e innecesario, pero los niños no tienen esa capacidad todavía desarrollada y hay que guiarlos. Por tanto, siempre que podamos, intentemos transmitirles la necesidad de no comprar únicamente por impulso, sino de buscar valores detrás de cada acto de compra. Nosotros tampoco somos perfectos y muchas veces hemos sucumbido a la tentación de una compra totalmente irracional e impulsiva, pero si nos damos cuenta en una próxima ocasión y nos lo pensamos dos veces, ya será digno de elogio. Con los pequeños, empecemos pronto y eso que habremos ganado, pues, como hemos visto, las tentaciones externas son muchas, muy buenas y van a por ellos…

Es bueno que participen a la hora de decidir qué compramos, pero que lo argumenten y te convenzan con sus argumentos. Primero hazlo tú, eligiendo, por ejemplo, un producto en vez de otro porque es a granel y no envasado, viene de más cerca, etcétera, y luego que haga él lo mismo con otro producto.

Hazle entender que no se debe tirar nada. Se trata de acostumbrarlos a evitar el desperdicio, comprar con cabeza y no dejar que las cosas se queden en la despensa o en la nevera durante un tiempo indefinido. Podéis buscar juntos recetas en internet para aprovechar alimentos un poco estropeados, por ejemplo.

Enséñales que se compra porque se necesita, no para premiar ningún esfuerzo o tarea, pues muchos niños asocian una buena conducta a un regalo. Un consumidor responsable es consciente de lo que necesita y no busca el beneficio más allá.

Agradecimientos

A nuestros compañeros profesionales de la salud porque nos han ayudado, sin saberlo, con sus artículos, blogs y libros a escribir parte de este libro, por profesión y orden alfabético:

Nutricionistas: Aitor Sánchez, Carlos Ríos, Juan Revega, Judith Torrell, Julia Ferrer, Julio Basulto, Lidia Folgar, Lucía Martínez y Mercè Gonzalo.

Médicos: Carlos González, Lucía Galán y Esther Martínez.

A todos, gracias.

OBRAS Y GUÍAS

Agencia de Salud Pública de Cataluña (ASPCAT). «Acompanyar els àpats dels infants. Consells per a menjadors escolars i per a les famílies». Barcelona: ASPCAT, 2017.

Agencia de Salud Pública de Cataluña (ASPCAT). «Recomanacions per millorar la qualitat de les programacions de menús a l'escola». Barcelona: ASPCAT, 2012.

Agencia de Salud Pública de Cataluña (ASPCAT). «L'alimentació saludable en l'etapa escolar». Barcelona: ASPCAT, 2012.

Agencia de Salud Pública de Cataluña (ASPCAT). «L'alimentació saludable en l'etapa escolar». Barcelona: ASPCAT, 2017.

Agencia de Salud Pública de Cataluña (ASPCAT). «Recomendaciones para la alimentación en la primera infancia (de 0 a 3 años)». Barcelona: ASPCAT, 2004.

Basulto, J. *Se me hace bola. Cuando no comen como queremos que coman.* Barcelona: Debolsillo, 2013.

Folgar, L. *Aprende a comer solo.* Córdoba: Arcopress, 2017.

Martínez, L. *Vegetarianos con ciencia.* Córdoba: Arcopress, 2016.

Tarbal, A. (coord.). «Guia per a una alimentació infantil saludable i equilibrada. Resolent dubtes, trencant mites i aclarint conceptes». Barcelona: Hospital de Sant Joan de Déu, 2016.

RECURSOS

Páginas web oficiales:

Academia Americana de Pediatría: <www.aap.org/>.

Asociación Contra la Anorexia y la Bulimia de Cataluña: <www.acab.org/es/>.

Asociación Española de Pediatría: www.aeped.es/>.

EFSA (Autoridad Europea Seguridad Alimentaria): <www.efsa.europa.eu/>.

Fundación Española del Corazón: <www.fundaciondel corazon.com/>.

Fundación para la Diabetes: <www.fundaciondiabetes.org/>.

Organización Mundial de la Salud: <www.who.int/es/>.

Otras páginas web y blogs de alimentación y salud:

Asociación «5 al día»: <http://www.5aldia.org>.

Jano: <www.jano.es/>.

Portal de Salud FAROS: <http://faros.hsjdbcn.org/>.

Revista Española de Nutrición Humana y Dietética: <http://www.renhyd.org/>.

Su opinión es importante.
En futuras ediciones, estaremos encantados
de recoger sus comentarios sobre este libro.

Por favor, háganoslos llegar a través de nuestra web:

www.plataformaeditorial.com

Para adquirir nuestros títulos,
consulte con su librero habitual.

«Todo lo que perece desea durar.
Digamos pues que todo quiere durar.»*
ALBERT CAMUS

«*I cannot live without books.*»
«No puedo vivir sin libros.»
THOMAS JEFFERSON

Plataforma Editorial planta un árbol
por cada título publicado.

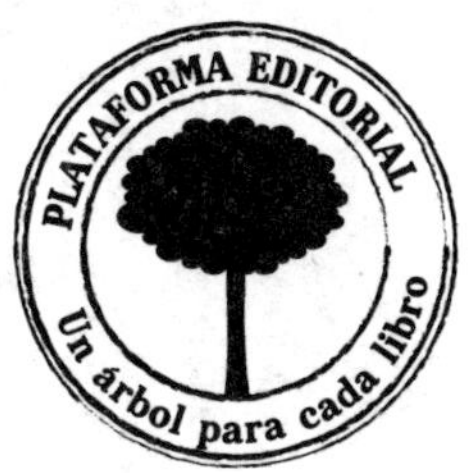

* Frase extraída de *Breviario de la dignidad humana* (Plataforma Editorial, 2013).